重大突发公共卫生事件中社交媒体谣言传播行为及引导策略

丁学君 著

科学出版社
北京

内 容 简 介

目前，谣言泛滥的现象严重扰乱了网络空间的健康状态，尤其是在重大突发公共卫生事件发生时，相关谣言在社交媒体平台上一经“引爆”，就会迅速扩散并持续发酵，引发大面积的社会负面情绪。本书以COVID-19疫情为研究背景，采用社会计算的研究范式，对重大突发公共卫生事件背景下社交媒体谣言传播行为及引导策略开展了深入研究。本书建立了社交媒体用户辟谣信息传播行为影响因素模型、基于CNN-SMOTE-SVM的谣言转发行为预测模型、基于ARIMA模型的谣言检测模型以及包括四层子网的社交网络谣言传播超网络模型。本书可为相关部门制定有效的重大突发公共卫生事件谣言治理策略，提供决策理论、方法和决策支持工具。

本书的读者对象包括高校及科研院所从事网络舆情、网络谣言和应急管理领域研究的科研人员和相关专业研究生，以及从事网络空间治理的管理和技术人员。

图书在版编目(CIP)数据

重大突发公共卫生事件中社交媒体谣言传播行为及引导策略/丁学君著. —北京：科学出版社，2021.5

ISBN 978-7-03-068716-6

Ⅰ. ①重… Ⅱ. ①丁… Ⅲ. ①公共卫生-突发事件-传播媒介－谣言－传播－应急对策－研究－中国 Ⅳ. ①R199.2

中国版本图书馆CIP数据核字(2021)第082957号

责任编辑：杨慎欣 张培静 / 责任校对：樊雅琼
责任印制：吴兆东 / 封面设计：无极书装

科学出版社 出版
北京东黄城根北街16号
邮政编码：100717
http://www.sciencep.com

北京九州迅驰传媒文化有限公司 印刷
科学出版社发行 各地新华书店经销
*
2021年5月第 一 版 开本：720×1000 1/16
2023年1月第三次印刷 印张：9 3/4
字数：197 000

定价：99.00元

(如有印装质量问题，我社负责调换)

本书为国家自然科学基金项目“阻断与澄清：考虑代价约束的在线社会网络突发事件谣言抑制策略研究”（71874025）、国家自然科学基金项目“社会化媒体中突发公共卫生事件网络舆情的传播演化机制及干预策略研究”（71503033）以及教育部人文社会科学研究项目“在线社会网络中突发事件谣言传播机制及抑制策略研究”（20YJA630058）的阶段性研究成果。

本书获得东北财经大学出版基金资助。

作 者 简 介

丁学君，东北财经大学副教授，管理学博士，合肥工业大学管理科学与工程博士后，美国纽约州立大学布法罗分校访问学者。近年来，主要从事网络谣言、社会安全与危机管理（应急管理）以及物联网等领域的研究工作。在 IEEE *Transactions on Industrial Informatics*、IEEE *Transactions on Systems, Man, and Cybernetics: Systems*、IEEE *Transactions on Automation Science and Engineering*、*Asia-Pacific Journal of Operational Research*、*Applied Mathematics and Computation*、《系统工程理论与实践》、《信息系统学报》和《情报学报》等国内外重要学术期刊发表论文 20 余篇；主持国家自然科学基金 2 项、各类省部级项目 5 项；出版学术专著 1 部；作为第一作者发表的论文分别获大连市自然科学优秀学术论文奖一等奖、辽宁省自然科学学术成果奖二等奖；出版的专著获大连市科学著作奖二等奖。

前言

作为近年来传播速度最快、感染范围最大、防控难度最大、社会影响最深的一次全球性重大突发公共卫生事件，2019 年年底爆发的新冠肺炎（corona virus disease 2019，COVID-19）疫情给人们的生产生活带来了重要影响。与此同时，伴随疫情爆发的“信息疫情”（information+epidemic，infodemic），即过载的舆情信息（正确或错误），反而导致人们难以发现可靠的信息来源和可靠的指导，甚至可能进一步危害人们的健康及触发次级社会危机事件。

随着 Web 2.0 技术的快速发展，各类新兴的社交媒体凭借其开放、便捷、高效的特点，逐渐受到人们的青睐。但在这些社交媒体上，用户信息发布的门槛低，信息编辑和传播的方式也很简单，且平台无法对所有传播的信息都进行有效的监管，从而导致各类社交媒体成为网络谣言滋生的温床。与此同时，社交媒体具有的用户规模庞大，以及即时性、开放性等特点，使得谣言传播的广度和速度远远高于现实社会网络，从而对人们的生活和社会的稳定产生巨大的影响。尤其是在重大突发公共卫生事件发生时，相关谣言在社交媒体平台上一经“引爆”，就会迅速扩散并持续发酵，与民众因疫情蔓延而产生的焦虑、恐惧心理相叠加，引发大面积的社会负面情绪，极大地考验着政府部门的社会治理能力和危机应对能力。因此，如何揭示重大突发公共卫生事件背景下社交媒体谣言传播演化的客观规律和内在机理，并给出有效的谣言应对及治理策略，不仅是网络平台管理者和政府相关部门亟待解决的现实问题，也是公共安全及危机管理研究领域要解决的关键科学问题之一。

目前，社会计算作为社会行为和计算系统交叉融合而成的一种新的理论和方法论体系，将系统科学、人工智能、数据挖掘等科学计算理论作为研究方法，来帮助人们深入地认识社会规律、改造社会，以解决政治、经济、文化等领域的复杂性社会问题。基于此，本书采用社会计算的研究范式，对重大突发公共卫生事件背景下社交媒体谣言传播行为及引导策略进行研究。本书的主要研究工作如下。

（1）以 COVID-19 疫情为研究背景，以 S-R 模式和 TAM 为基础，结合生命周期理论、议程设置理论、媒介丰富性理论，建立社交媒体用户辟谣信息传播行为影响因素的概念模型。利用八爪鱼采集器和 Python 软件，收集微博上“新冠肺炎疫情”的相关辟谣数据，并使用 NLPIR 平台和 Stata 软件作为分析工具，对构建的理论模型进行假设检验。结果表明，在 COVID-19 疫情这种重大突发公共卫生事件背景下，信息的讨论热度、媒介丰富性、情绪正向性都对辟谣信息的传播范围有显著的正向影响；发布者粉丝规模和事件发展周期性也对辟谣信息的传播存在一定影响；辟谣信息内容的情绪正向性对辟谣信息传播行为的影响，受到发布主体认证程度的调节。

（2）在社交媒体中，受谣言影响（点赞/评论/转发）的用户中，进行转发的比例相对较少，数据集存在不均衡性，而 CNN 对不均衡数据较为敏感，其预测结果容易向多数类样本倾斜，造成模型预测效果不佳。因此，为了减轻数据不均衡性给模型带来的影响，本书在基本 CNN 模型基础上，建立基于 CNN-SMOTE-SVM 的谣言转发行为预测模型。该模型利用 SMOTE 算法对数据集进行过采样，增加少数类样本的数量，使数据集更为均衡；并将 CNN 中提取的特征向量，输入到 SVM 中进行训练，得到最终预测结果。

本书从微博中爬取“新冠肺炎疫情”的相关谣言数据，建立谣言转发行为预测数据集，从而构建模型，进行实验验证，并将预测结果分别与其他三组改进的预测模型，即 CNN、CNN-SMOTE、CNN-SVM，以及几类经典的预测模型进行了性能比较。实验结果表明，在 CNN 中分别引入 SMOTE 和 SVM 后，其模型预测性能均得到了一定程度的提升；而本书构建的基于 CNN-SMOTE-SVM 的谣言转发行为预测模型可以获得更优的预测性能。

（3）选取 COVID-19 疫情为研究背景，以微博为研究平台，提出一种时变网络环境下，基于时间序列模型的谣言检测模型。该方法考虑了社交网络的时变性特征，通过分析事件时序数据的分布特点，引入模糊聚类中的模糊 C 均值（fuzzy C-means，FCM）算法来分割相关微博事件；同时通过计算每一个微博事件的流行程度、模糊程度，进一步得到其演变值；对演变值构建时间序列分析方法中的 ARIMA 模型，用其判断微博事件是否为谣言信息；最后，对三种微博谣言事件的检测模型进行实验对比，结果表明本书提出的基于 ARIMA 模型的谣言检测模型具有更高的可行性和有效性。

（4）以社交网络为研究平台，基于超网络理论，构建社交网络舆论场模型。本书将社交网络看成一个舆论场，首先，基于传染病动力学中的 SIR 模型，分析社交网络节点的传播关系以及节点间的观点演化；然后，建立包括社交网络、环境网络、心理倾向网络、传播网络四层子网的社交网络谣言传播超网络模型，从多个维度探究用户传播行为的内在机理；最后，运用 Netlogo 进一步对政府分别采取辟谣及阻断两种干预策略的情况下，社交网络舆论场的演化过程进行实验仿真，从而为相关部门有效地控制社交网络中谣言的影响范围提供决策方法和决策依据。

感谢辽宁师范大学田勇副教授以及东北财经大学管理科学与工程学院“突发事件网络舆情研究小组”的周湛博、田璨、徐翘楚、林之立等同学对本书做出的贡献。

由于水平有限，书中难免出现不妥之处，恳请读者批评指正。

丁学君

2020 年 6 月

目　　录

1

绪　论

1.1 研究背景及意义

1.1.1 研究背景

进入 21 世纪以来，一些重大突发公共卫生事件在全球范围内频繁发生，如 SARS、甲型 H1N1 流感、H7N9 禽流感、西非埃博拉病毒以及中东呼吸综合征等。与此同时，处于社会转型期的中国，也多次面临重大突发公共卫生事件的严峻挑战。例如，截至 2003 年 8 月 16 日，中国 31 个省（自治区、直辖市）累计报告 SARS 临床诊断病例 5327 例，死亡 349 例，SARS 疫情造成中国经济全年损失约为 0.8%；截至 2020 年 3 月 15 日 9 时，中国 31 个省（自治区、直辖市）累计报告 COVID-19 确诊病例 81048 例，累计死亡病例 3204 例，且此次 COVID-19 疫情造成大量企业停工停产，学校停课，严重扰乱了社会的正常秩序。中央指导组成员、卫生健康委主任马晓伟指出，这次 COVID-19 疫情是新中国成立以来，传播速度最快、感染范围最广、防控难度最大的重大突发公共卫生事件，其不仅给我国医疗卫生体系带来了前所未有的严峻挑战，同时也使我国社会治理体系和社会治理能力面临极大考验。

突发公共卫生事件是指突然发生，造成或可能造成社会公众健康严重损害的重大传染病疫情、群体性不明原因疾病、重大食物和职业中毒以及其他严重影响公众健康的事件。《国家突发公共卫生事件应急预案》根据突发公共卫生事件性质、危害程度、涉及范围，进一步将其划分为特别重大（Ⅰ级）、重大（Ⅱ级）、较大

（Ⅲ级）和一般（Ⅳ级）四级。截至 2020 年 1 月 29 日，中国 31 个省（自治区、直辖市）均启动了针对 COVID-19 疫情的突发公共卫生事件一级响应。由于重大突发公共卫生事件发生突然、涉及面广、影响巨大，危及公众健康和生命安全，极易引起公众广泛性的关注和恐慌，从而对经济发展、社会稳定和人民生产生活产生重大影响。

作为社会交往的一种重要形式，谣言最初被定义为对在人与人之间流传的事件的未经证实的叙述或解释，并与公众关注的对象、事件或问题有关[1]。之后的文献也大多遵循上述定义，例如将谣言定义为：对通过各种渠道传播的公众感兴趣的事情、事件或问题的未经证实的阐述或注释，其本身既不真实也不虚假[2]。由此可见，谣言的本质特征有两点：一是未经证实；二是广泛传播。据此，本书将谣言定义为没有可靠事实基础，却在一定程度上进行传播的言论。由于谣言具有上述两点特征，其快速传播可能影响到一个社会群体的舆论，甚至引发社会性的焦虑和恐慌，从而对人们的日常生活和社会的和谐稳定产生一定的负面影响。

研究表明，与其他类型的谣言信息相比，重大突发公共卫生事件谣言具有突发性、持续性、多变性、非理性和群体极化性的基本特征，这些特征将导致事件危害性的扩大和恐慌情绪的蔓延，甚至激发一系列衍生事件，从而加剧事件的控制难度。例如，2003 年爆发的 SARS 疫情，造成大量谣言信息的传播，而谣言的传播又触发了板蓝根、体温计和米醋等物品的抢购热潮；2013 年爆发的 H7N9 禽流感疫情，同样在长时间内占据了社会舆论场的核心，并造成市场上板蓝根的哄抢现象；2014 年西非埃博拉病毒疫情期间，个别国家出现的“患者会被处死”的谣言，导致很多患者不愿意进入当地诊所接受治疗；2019 年年底至今的 COVID-19 疫情中，“双黄连口服液可抑制新冠病毒”的谣言一出，即造成人群集中哄抢。因此，世界卫生组织（WHO）指出，伴随 COVID-19 疫情爆发的“信息疫情”，使得真假信息充斥网络，导致人们找不到正确指引而被误导。这些“信息疫情”，让人们陷入恐慌，源源不断的信息扩大了危机带来的冲击，从而引发更为严重的后果。

随着 Web 2.0 以及移动互联网技术的快速发展，社交媒体如微博、微信、Twitter

和 Facebook 等，已经成为用户信息获取、传播、分享以及好友间交流沟通的主要平台。与传统的媒体相比，社交媒体用户不再仅仅是信息的接收者，同时也成了信息内容的制造者和传播者。用户可以自由地分享见闻、表达和传播思想及意见，用户间的沟通与互动不受时间和空间的限制，使得信息内容更加丰富、信息传播更为迅速，影响也更为广泛[2]。此外，作为一种开放性的网络舆论载体，社交媒体允许用户自由地表达和传播思想及意见，使其与传统媒体相比，“把关人”作用明显弱化，从而导致重大突发公共卫生事件发生时，一些谣言甚至极端的煽动性言论等负面信息滋生与蔓延，如果缺乏有效的网络舆情监测及干预措施，不仅会使民众陷于恐慌之中，甚至可能引起整个社会的动荡与不安。

此次 COVID-19 疫情，考虑到病毒的高传染性和致病性，卫生健康委在全国范围内采取“居家隔离”的防控措施，通过在一定程度上阻断人际交往的线下物理接触网络，抑制疫情蔓延。与此同时，社交媒体成了舆情传播演化的主要平台。相关谣言在社交媒体平台上一经“引爆”，迅速扩散并持续发酵，与民众因疫情蔓延而产生的焦虑、恐惧心理相叠加，引发了大面积的社会负面情绪，如“武汉红十字会事件”“论文事件”“双黄连口服液抑制病毒事件”等，一度成为各类社交媒体平台中的舆论焦点。研究表明，COVID-19 舆情是第一次真正的社交媒体“信息疫情”，其极易引发公众群体性的心理焦虑和恐慌，极大地考验着政府部门的社会治理能力和危机应对能力[3-14]。

因此，如何深入分析重大突发公共卫生事件谣言的传播及演化机理，在此基础上，给出有效的谣言应对及治理策略，不仅是政府相关部门亟待解决的现实问题，也是社会治理及应急管理研究领域要解决的关键科学问题之一。

1.1.2 研究意义

作为社会科学与自然科学交叉的新兴研究领域，社交媒体中谣言问题的研究涵盖了传播学、新闻学、社会学、管理学、计算机科学等多个学科，吸引了国内外众多领域专家和学者的关注。目前，此类研究多基于现有网络谣言研究框架，并结合了Facebook、Twitter以及微博等社交媒体平台的网络结构特征和信息互动模式。其研究领域主要集中在以下几个方面：①谣言的内涵与特征；②谣言传播过程中的民众心理与行为；③谣言预警及指标体系；④谣言的演化机理及传播机制；⑤谣言的检测和监控；⑥谣言治理制度建设；⑦谣言对政府及社会的影响等。

在以上研究领域中，如何揭示谣言传播机理，并给出有效的应对及治理策略，成为当前学术界研究的热点问题。近年来，国内外学者纷纷采用社会计算的研究范式，对上述问题进行研究。然而，相比于其他类型社会事件，重大突发公共卫生事件具有如下典型特征：①自然危机和人类活动造成的突发事件之间具有衍生耦合性，即事件的爆发通常是由自然因素和人为因素的交互影响所导致；②公众对事件发生、发展和演变过程的异常关注和担忧，造成社会群体较大的心理压力和情绪问题；③危机具有潜在衍生危害，破坏性严重，甚至引发综合性社会经济危机，涉及卫生、经济和社会等多个领域；④公众对事件认知的匮乏、社交媒体上信息过载以及事件衍生出的负面情绪等原因，导致大量相关谣言滋生与扩散。鉴于此，基于一般性谣言传播机理而建立起来的常规谣言治理体系，无法对重大突发公共卫生事件谣言进行有效的应对与治理。

基于此，本书以重大突发公共卫生事件谣言为研究主体，以社交媒体作为研究平台，以社会计算作为研究范式，从微观层面上的个体行为决策，以及宏观层面上谣言传播过程两个维度，揭示重大突发公共卫生事件背景下，谣言传播规律与社会心理行为之间的内在联系和本质特征，并在此基础上，给出有效的重大突发公共卫生事件谣言应对与治理策略。

本书的研究将个体层面的心理偏好和行为选择、信息层面的谣言传播规律以及危机管理层面的政府干预机制相结合，不仅在理论上弥补了现有谣言传播动力学研究的不足，并且为提高相关部门对重大突发公共卫生事件谣言的判断能力和控制能力，进而有效地监测、引导和干预重大突发公共卫生事件中的社会公众行为，提供决策理论、方法和决策支持工具。

1.2 研究内容及结构安排

1.2.1 研究内容

在微观层面上，本书分别以刺激-反应模式（stimulus-response model，S-R 模式）和技术接受模型（technology acceptance model，TAM）为基础，结合生命周期理论、议程设置理论、媒介丰富性理论，建立社交媒体用户辟谣信息传播行为影响因素的概念模型；利用卷积神经网络（convolutional neural networks，CNN）构建基于用户历史核心微博文本、谣言关注度和事件关注度等特征的谣言转发行为预测模型。在宏观层面上，本书基于时间序列模型，提出一种 COVID-19 疫情背景下，考虑时变网络环境的谣言检测模型并构建了基于超网络的社交网络舆论场模型。

本书的具体研究内容如下。

（1）通过分析影响辟谣信息传播行为的内容特征、信源特征以及文本特征，基于生命周期理论，探究舆情扩散周期对辟谣信息传播行为的调节作用，构建理论模型，并进一步分析各因素之间的相互关系，找到对社交媒体用户辟谣信息传播行为具有显著影响的多个因素。

（2）以微博作为研究平台，以 COVID-19 疫情为研究背景，利用 CNN 构建基于用户历史核心微博文本、谣言关注度、事件关注度、反应时间和微博频率等特征的谣言转发行为预测模型。

（3）以微博为研究平台，以 COVID-19 疫情为研究背景，通过分析微博事件的流行程度和模糊程度，提出一种适用于时变网络环境的基于自回归差分移动平均（autoregressive integrated moving average，ARIMA）模型的谣言检测模型。

（4）以无向社交网络为研究对象，基于构建的社交网络舆论场超网络模型，深入探究社交网络中的谣言传播过程，并运用 Netlogo 对社交网络舆论场的演化过程进行仿真分析。

1.2.2 结构安排

本书共 6 章，结构安排如下：

第 1 章 绪论。本章阐述了研究的背景、意义以及主要研究内容。

第 2 章 理论基础及概念界定。本章对复杂网络理论及网络传播动力学理论进行了回顾，并对社交媒体舆情、谣言传播行为以及突发公共卫生事件等相关概念进行了界定。

第 3 章 重大突发公共卫生事件中辟谣信息传播行为影响因素。本章基于生命周期理论，从多个维度构建了辟谣信息传播行为的实证研究模型。

第 4 章 重大突发公共卫生事件中社交媒体谣言转发行为预测。本章利用 CNN 构建基于用户历史核心微博文本、谣言关注度、事件关注度、反应时间和微博频率等特征的谣言转发行为预测模型，并考虑了谣言数据集不均衡性对模型性能的影响。

第 5 章 重大突发公共卫生事件中基于 ARIMA 模型的谣言检测模型。本章选取 COVID-19 疫情为研究背景，基于 ARIMA 模型提出了一种考虑微博事件时变特征的谣言检测模型。

第 6 章 基于超网络的重大突发公共卫生事件舆论场研究。本章建立了包括社交网络、环境网络、心理倾向网络、传播网络四层子网的社交网络谣言传播超网络模型，并从多个维度探究无向社交网络中用户谣言传播行为的内在机理。

2

理论基础及概念界定

2.1 网络信息传播

2.1.1 信息传播的定义

信息是人们在社会实践中所获取的数据及知识[15]。传播是借助于符号和媒介进行的信息交互过程[16]。传播过程由信源（传播者）、信息、媒介和信宿（接收者）四个基本要素构成。其中，信源为信息的发送方，即产生并发送信息的个人或社会集团；信宿为信息的接收者，表示接收信息的个人或群体；信息是传播的基本内容，并以声音、文字、符号、图片以及视频等作为其主要载体；媒介是信息传递和获取的渠道及工具，如报纸、广播、电视以及网络等。信息传播就是借助于某种媒介，在多个主体之间传递、交换以及分享某种特定表现形式的信息的过程。

信息传播是人类社会基本的行为之一，是社会成员维系其关系网络的基础。在整个信息传播过程中，传播者利用自身的行为主动影响接收者的态度和决策，因而处于传播过程的主导地位；接收者的决策在受到传播者影响的同时，其对接收到的信息具有一定的选择和甄别能力，并通过行为反馈对传播者造成影响。

2.1.2 信息传播的模式

模式（pattern）就是从不断重复出现的事件中发现和抽象出的规律，是从理论上对事件本身包含的基本要素及关系的归纳和总结。有学者很早以前就开始对信息传播的理论模式进行探索。1948 年，美国著名政治家哈罗德·拉斯韦尔（Harold Lasswell）在《传播在社会中的结构和功能》（“The Structure and Function of Communication in Society”）一文中，以传播学的角度提出了传播过程的“5W”模式，即传播者（who）、传播内容（what）、传播渠道（which channel）、传播受众（to whom）及传播效果（what effect）。作为传播学领域经典的模式之一，“5W”模式界定了传播学的研究范围和基本内容，为后续的相关研究奠定了基础[15]。

1949 年，“信息论”的创始人——美国学者 Shannon 基于 Wiener“控制论”的基本思想，从信息论的角度出发，提出了“一般传播系统模型”，即 Shannon 模型。该模型将信息理论与传播数学模型相结合，首次提出了后来被广泛应用的信息熵（entropy）的概念。Shannon 等描述的信息传播过程如图 2-1 所示。在这个传播模型中，“信源”发出信息，“发射器”对信息进行编码，编码后的信息由特定“渠道”进行传输，“接收器”再对接收到的信息进行解码，“信宿”最终获得解码后的原始信息。除此之外，Shannon 还考虑了“噪声”对上述传播过程的影响[16]。

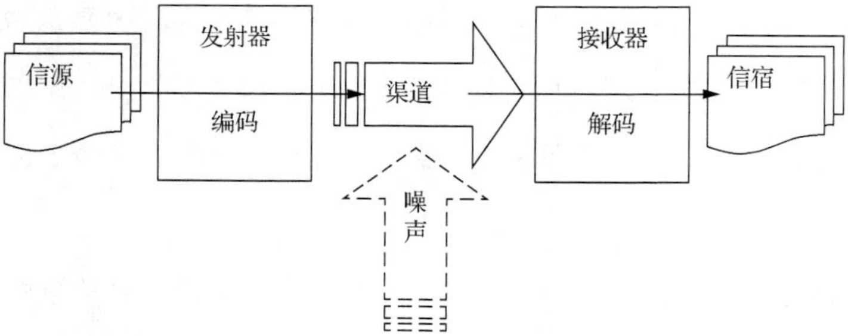

图 2-1 Shannon 模型

1954 年，传播学者 Schramm 在 Shannon 模型的基础上，考虑到人类的传播行为对传播过程的影响，建立了信息传播的“奥斯古德-施拉姆模式”，如图 2-2 所示。该模式认为，在实际传播过程中，信源和信宿以及编码者和译码者并不是机械性的、一成不变的，而是可以相互转换的，因此信息传播过程中存在多种反馈机制[17]。

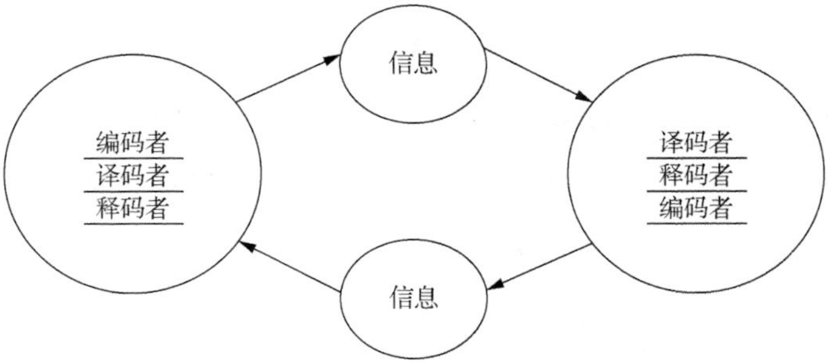

图 2-2 奥斯古德-施拉姆模式

2.1.3 网络信息传播的特点

计算机网络的出现为信息传播提供了一个新的平台。网络信息传播是以计算机网络为传播渠道，实现信息传递、交换和分享的过程，其传播过程具有以下几个方面的特征[18-21]。

1. 互动性

传统的信息传播媒介中，信息发送者以“推送”方式将信息传递给接收者，接收者的能动性及信息的反馈能力较差，以至于信息发送者很难及时获取信息受众的反馈信息。而以网络作为传播媒介，则很大程度上提升了信息传播的互动性，信息接收者不仅可以及时进行信息反馈，还可以积极主动地在互联网上获取感兴趣的信息。

2. 多样性

传统的网络信息传播主要以电子邮件（E-mail）、即时通信（instant messaging，IM，如 QQ）以及互联网电话（voice over IP，VoIP）等人际传播作为主要传播方式。近年来，随着网络技术的不断发展，网络信息的传播方式也层出不穷，尤其是 Web 2.0 技术的发展，使得在传统的人际传播的基础上，出现了大众传播以及群体传播两种网络信息传播方式。大众传播途径包括博客、微博以及微信等；群体传播途径包括公告板系统（bulletin board system，BBS，如天涯社区）、社交网络（social network service，SNS，如 Facebook）以及网络聊天室等。以上多种类型的网络平台的出现，不仅提高了用户的兴趣度，方便了用户间的交流和互动，也引起了国内外众多学者的研究兴趣。用户在各类网络平台上的行为特征如何？信息在这些网络平台上传播的驱动力有哪些？其传播机制如何？以上这些问题成为学者的研究热点。

3. 丰富性

网络信息传播在对传统媒体的信息形式进行优化的基础上，充分利用了多媒体技术将文字、声音、图片以及视频等多种信息形式加以融合，并以超文本链接方式实现了信息的交互和共享。

4. 即时性

与传统的信息传播渠道相比，网络传播打破了地域界限，使传播范围变得更加广泛，传播速度更快。传统的媒体（如报纸），在正式发布信息之前，需要经过排版和印刷等制作环节，这大大制约了信息发布的速度。网络平台上信息内容的生成及制作过程则相对简单，如微博，且用户可以利用移动设备等客户端随时浏览和发布微博信息，这从很大程度上提升了信息传播的即时性。

5. 复杂性

近年来，学者通过对众多网络事件传播过程的归纳和总结，揭示了网络信息传播机制的复杂性特点：与确定性系统不同，网络信息传播处于混沌状态。为了进一步揭示网络传播的内在规律与外在驱动力，学者纷纷采用复杂性科学的研究工具。

2.1.4 网络信息传播动力学

传播现象普遍存在于自然界和人类社会中，如流感、艾滋病等传染性疾病在人群中的蔓延，计算机病毒在计算机网络上的传播，谣言在社会网络中的扩散等。描述上述事物在现实世界中的传播过程，揭示其内在传播机制，进而制定有效防控策略，一直是数学家、物理学家、生物学家及社会学家研究的热点。

传染病都是由病原体所引起的，其在人群中的传染过程包括传染源、传染途径和易感人群三个基本环节。其中，传染源是指自身携带病原体，并可能将其向外界传播的个体；传播途径是指病原体借助于某种媒介，由传染源转移到易感人群的传播过程；易感人群是指具有被病原体感染的潜在可能性的群体。传染病的传播过程包括潜伏期、前驱期、发病期以及恢复期。其中，潜伏期是指病原体入侵人体至首发症状的时期；前驱期是潜伏期末至发病期前，出现某些临床表现的一段短暂时间；发病期是各类传染病的特有症状和体征随病程发展陆续出现的时期；恢复期是指病原体完全或基本被消灭，免疫力提高，病变修复，临床症状陆续消失的时期。上述过程中，感染者的社会活动决定了传染病的传播模式。

传染病动力学即通过建立传染病的数学模型来模拟传染病的传播过程，进而预测传染病的爆发及传播规律，并给出有效的预防和控制策略。1975 年，Bailey 根据传染病的发生、发展等情况，通过建立数学模型来预测传染病的传播规律及发展趋势，并为以后的传染病动力学研究奠定了基础[22]。

在传染病的动力学研究中，经典且应用广泛的三种模型分别是 SIR、SIS 和 SIRS 模型[23]（S 代表易感（susceptible）个体，表示那些因为与感染者有过接触而可能被感染的个体；I 代表感染（infected）个体，表示已经被感染，并且可能感染他人的个体；R 代表康复或免疫（recovered）个体，表示感染后已经被治愈，并获得终身免疫力的个体）。这三种模型都基于以下几个假设。

（1）种群中的人口总数为 N，且不会随时间发生变化，即忽略由于个体的出生、死亡或迁移等因素造成的人口总数的改变。

（2）易感个体只有在与感染个体接触时才会被感染，且网络中任意两个个体的接触机会是相等的，即传播网络为全连通网络。

（3）存在一个固定的感染率 λ（也称为日接触率）及阈值 λ_c，当 $\lambda \geqslant \lambda_c$ 时，传染病就会爆发。

（4）每个个体均具有相同的治愈率 γ（也称为日治愈率）。

下面就基于以上假设，分别对经典的 SIR、SIS 和 SIRS 模型进行阐述。

1. SIR 模型

图 2-3 给出了 SIR 模型的演化过程。SIR 模型的演化规则可以描述如下。

（1）易感个体以感染率 λ 被某个感染个体所感染，并从易感状态转变成为感染状态。

（2）处于感染状态的个体以治愈率 γ 被治愈，并获得免疫能力。

（3）设 $S(t)$ 、$I(t)$ 和 $R(t)$ 分别为 t 时刻易感个体、感染个体以及免疫个体在种群总人口中所占的比例，即三类不同状态个体的密度，有 $S(t)+I(t)+R(t)=1$ 。

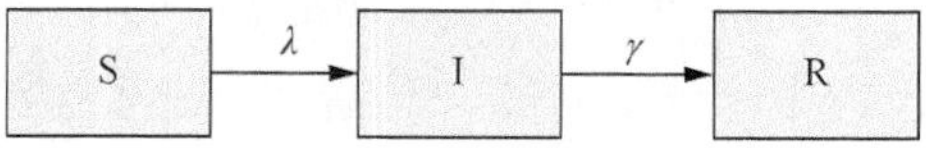

图 2-3　SIR 模型的演化过程

SIR 模型可以采用以下微分方程组进行描述：

$$\begin{cases}\dfrac{\mathrm{d}S(t)}{\mathrm{d}t}=-\lambda I(t)S(t)\\ \dfrac{\mathrm{d}I(t)}{\mathrm{d}t}=\lambda I(t)S(t)-\gamma I(t)\\ \dfrac{\mathrm{d}R(t)}{\mathrm{d}t}=\lambda I(t)\end{cases} \tag{2-1}$$

2. SIS 模型

SIR 模型适用于个体在治愈后可以获得终身免疫力的疾病，而对于某些特殊类型的传染病，如肺结核等，个体感染后虽然可以治愈，但无法获得免疫能力。此时，SIR 模型不再适用，而 SIS 模型可以很好地描述上述疾病的传播过程。

SIS 模型与 SIR 模型最主要的区别在于，SIS 模型中的个体只具有两个状态：易感状态 S 和感染状态 I，其演化过程如图 2-4 所示。

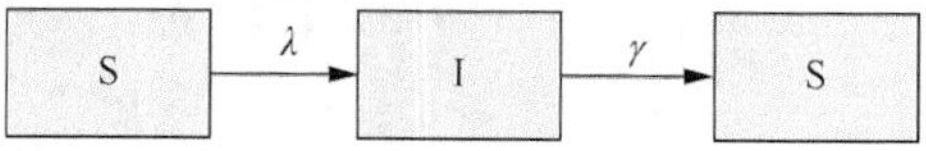

图 2-4　SIS 模型的演化过程

由图 2-4 可以得到 SIS 模型的演化规则如下。

（1）易感个体以感染率 λ 被某个感染个体所感染，并从易感状态转变成为感染状态。

（2）处于感染状态的个体以治愈率 γ 被治愈，但未获得免疫能力，其再次以治愈率 γ 转变成为易感个体。

（3）对于某特定种群，在任意时刻 t，有 $S(t)+I(t)=1$。

基于以上规则，建立 SIS 模型的动力学方程组，如下：

$$\begin{cases} \dfrac{\mathrm{d}S(t)}{\mathrm{d}t} = -\lambda I(t)S(t) + \gamma I(t) \\ \dfrac{\mathrm{d}I(t)}{\mathrm{d}t} = \lambda I(t)S(t) - \gamma I(t) \end{cases} \tag{2-2}$$

3. SIRS 模型

除了以上两种经典的传染病动力学模型以外，学者还根据不同类型的传染病的传播特点，对 SIR 模型和 SIS 模型进行了改进，提出了许多改进的传染病模型[24]。例如，细菌性痢疾患者虽然可以在治愈后获得免疫能力，但该免疫能力仅能维持几年至几十年。对于此类免疫期有限的疾病，可以利用 SIRS 模型来分析其传播规律。

与 SIR 模型一样，SIRS 模型中也存在三种状态：易感状态 S、感染状态 I 以及免疫状态 R。在 SIR 模型中，感染个体治愈后会获得终身免疫能力，而在 SIRS 模型中，感染个体只能获得有限的免疫能力，即感染个体在治愈后，虽然获得了免疫能力，但该免疫能力会在一段时期之后消失，从而使该个体重新转变为易感状态。图 2-5 描述了 SIRS 模型的演化过程。

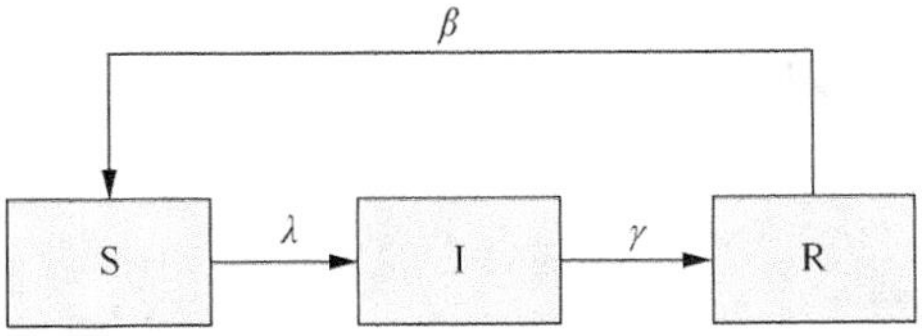

图 2-5 SIRS 模型的演化过程

由图 2-5 可以得到 SIRS 模型的演化规则如下。

（1）易感个体以感染率 λ 被某个感染个体所感染，并从易感状态转变成为感染状态。

（2）处于感染状态的个体以治愈率 γ 被治愈，并获得有限免疫能力。

（3）获得有限免疫能力的个体，在一段时间之后，以概率 β 丧失免疫能力，再次转变为易感状态。

（4）对于某特定种群，在任意时刻 t，有 $S(t)+I(t)+R(t)=1$。

基于以上规则，建立 SIRS 模型的动力学方程组，如下：

$$\begin{cases} \dfrac{\mathrm{d}S(t)}{\mathrm{d}t} = -\lambda I(t)S(t) + \beta R(t) \\ \dfrac{\mathrm{d}I(t)}{\mathrm{d}t} = \lambda I(t)S(t) - \gamma I(t) \\ \dfrac{\mathrm{d}R(t)}{\mathrm{d}t} = \lambda I(t) - \beta R(t) \end{cases} \tag{2-3}$$

李光正等对 SIRS 模型进行了研究，结果表明该模型与 SIR 模型、SIS 模型一样，存在一个不为零的传播阈值[25]；夏承遗等则对 SIRS 模型进行了改进，提出了具有直接免疫机制的 SIRS 模型，并且指出直接免疫的速率与免疫丧失的速率均会对传染病的蔓延造成影响[26]。

以上介绍的三类经典传染病模型均是基于全连通的规则网络，然而实证研究表明，大多数的现实网络属于复杂网络，并具有小世界、无标度等某些复杂网络的共有特征，这就使得经典的传染病模型无法如实地反映现实网络中的疾病传播规律。因此，有学者在经典的传染病模型的基础上，考虑了网络结构对疾病传播过程的影响，分别给出了均匀网络及无标度网络上的传染病模型[25]。

2.2 复杂网络理论

2.2.1 复杂网络概述

复杂网络是由数量庞大的节点及节点之间错综复杂的关系所构成的网络结

构，是一个具有足够复杂的拓扑结构特征的图[27]。现实世界中存在大量的、形形色色的复杂网络，如计算机网络、社会关系网络、交通运输网络、新陈代谢网络及大脑神经网络等。复杂网络理论借助于图论和统计物理的方法来研究这些现实网络的拓扑特征、演化机理和群体行为[28]。

作为网络科学的一个分支，复杂网络理论的出现为研究现实世界的复杂性提供了一种全新的视角和方法，其在发展过程中共经历了三个阶段，如图 2-6 所示。

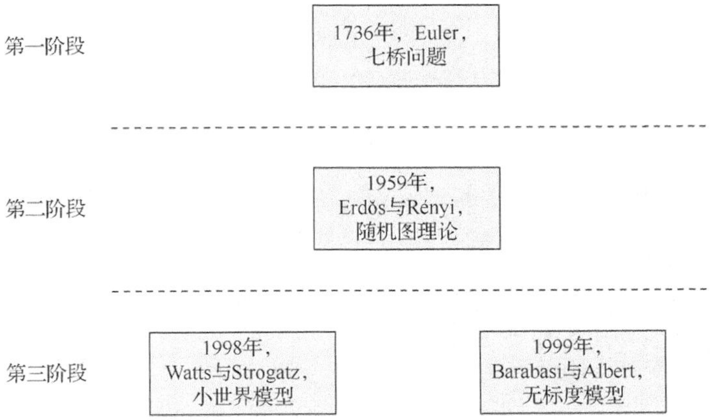

图 2-6　复杂网络理论发展的三个阶段

人类在很早以前就已经开始对网络进行研究，其中图论是支撑该领域发展的最基本的数学理论。1736 年，瑞士著名数学家 Euler 利用“图”的相关知识成功地解决了当时一个非常著名的古典数学问题——哥尼斯堡（Konigsberg）七桥问题，进而开创了数学领域一个新的分支——图论与几何拓扑学。Euler 因此被视为图论的创始人，哥尼斯堡七桥图也被称为 Euler 图[29]。

任何一个网络均可以被看成由节点及节点之间彼此连接的边构成的图，因此对抽象的图进行研究，就可以得到实际网络的拓扑特征，包括网络中的节点数、节点间的连接关系等。在网络研究初期，人们使用规则的网络结构来描述自然界中的系统，即网络中节点和边的关系是固定的。20 世纪 50 年代末，两位匈牙利数学家艾尔德（P. Erdős）和莱利（A. Rényi）建立了随机图理论[30]。该理论假设图中有 N 个节点，每对节点之间以概率 p 连接，则约有 $pN(N-1)/2$ 条边，这样就构成了研究复杂网络的一个随机拓扑模型——ER（Erdős-Rényi）模型。随机图理论的提出，开创了在数学领域内进行复杂网络系统性研究的先河，而在20世纪的后40年里，该理论也一直是人们研究复杂网络结构的基本理论。

由于大多数实际的复杂网络并不是随机构成的，如社会网络中的朋友关系、万维网上页面之间的链接关系等，ER模型作为研究复杂网络的基本模型，无疑存在较大缺陷，因此，人们不断对ER模型进行改进以使其更接近于真实网络。

近20年来，计算机软硬件性能的不断提升，使得对大规模的实际网络的实证研究成为可能，复杂网络理论也因此得以迅速发展。与此同时，复杂网络的研究领域也不再局限于数学领域，而是向物理学、生物学以及社会学等多个学科领域拓展。1998年，美国康奈尔大学的理论和应用力学系博士生Watts及其导师Strogatz在 *Nature* 上发表的《"小世界"网络的集体动力学》（"Collective Dynamics of 'Small-World' Networks"）一文揭示了复杂网络的小世界特性[31]。1999年，美国圣母大学的物理学家Barabasi及其博士生Albert在另一个国际权威杂志 *Science* 上发表的《随机网络中尺度的出现》（"Emergence of Scaling in Random Networks"）一文又提出了复杂网络的无标度特性[27]。上述两篇文章均通过建立相应的网络模型来揭示复杂网络中"小世界特性"和"无标度特性"的产生机理，并阐述了不同背景下的复杂网络，虽然其网络结构存在差异，但本质上具有共同的特征。这两篇文章的研究结论为以后复杂网络的研究奠定了基础，学术界也因此掀起了研究复杂网络的热潮。

自20世纪80年代开始，复杂网络逐渐受到国际科学界的高度关注，并在揭示现实世界的复杂性规律中得到了广泛的应用。进入21世纪以来，国内外关于复杂网络方面的研究论文呈现出快速增长的趋势，其中很多文章发表在 *Science*、*Nature*、*Physical Review Letters* 以及 *PNAS* 等国际顶尖学术期刊上。近几年来，我国国家自然科学基金委员会（National Natural Science Foundation of China，NSFC）也明显加大了在复杂网络研究方面的资助力度，包括上海交通大学、中国科学技术大学以及武汉大学在内的国内很多高校都成立了复杂网络研究中心和研究小组。

作为研究复杂性科学和复杂系统的有力工具，复杂网络研究已经成为非常受关注且具有挑战性的前沿研究课题之一[32-37]。

2.2.2 复杂网络的特征

迄今为止，还没有形成关于复杂网络的精确的、严格的定义，但研究者总结了复杂网络的几个典型特征如下。

1. 结构模型复杂性

复杂网络是对规模较大的现实系统的抽象描述，而这些现实系统不仅节点数量庞大，其网络结构也因应用背景不同而具有不同的方向和权重，且往往是随时间变化的，这就使得其网络结构模型错综复杂、极为混乱[28]。

2. 演化机制复杂性

与规则网络和随机网络相比，复杂网络呈现出动态的时空演化特征，其演化过程可以描述为一个非线性、非平衡性的动力学过程，并具有混沌、分叉等时空复杂性。因此，迄今为止，研究者仍未找到一种能够生成与现实系统的统计特性完全符合的复杂网络的方法[38]。

3. 网络之间存在密切联系和相互作用

许多实际的网络间存在着密切的联系，其中一个网络的变化会对其他网络造成不同程度的影响。例如，电力网络故障会导致金融系统关闭、运输系统失控、Internet 中断等一系列连锁反应。

2.2.3 复杂网络的统计特性

任何一个具体网络均可以抽象地描述为一个由节点以及连接各节点的边所构成的图（graph）结构 $G=(V,E)$，其中 $V(G)=\{1,2,\cdots,N\}$ 表示图 G 的节点集合，N 为节点总数，$E(G)=\{(i_1,j_1),\cdots,(i_N,j_N)\}$ 表示边的集合，E 为边的总数。如果任意节点对 (i,j) 与 (j,i) 对应同一条边，则称该网络为无向图（undirected graph），否则称之为有向图（directed graph）。若给图中的每条边都赋予相应的权值，则称该图为加权图（weighted graph），否则称之为无权图（unweighted graph）。图 2-7 分别给出了三种不同类型的图的例子。

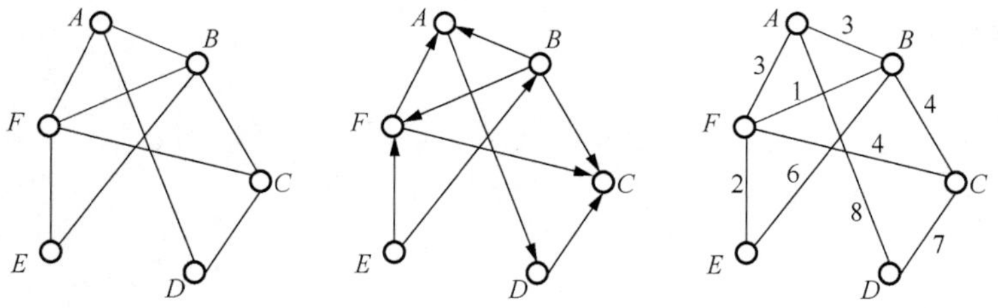

（a）无向图　　（b）有向图　　（c）加权图

图 2-7　三种不同类型的图举例

目前，描述复杂网络统计特性的度量指标主要包括平均路径长度、聚集系数、度与度分布、度相关系数等。在有向网络中，还需要考虑节点的入度和出度分布；而在加权网络中，边权、点权及其分布是重要的测度指标。

1. 网络密度（density）

假设无向网络$G=(V,E)$共有 N 个节点，M 条边，如果该网络中任意两个节点之间都有且仅有一条边相连，则该网络所有可能的边数为$C_N^2=N(N-1)/2$。此时，该网络的网络密度 C 定义为

$$C=\frac{M}{C_N^2}=\frac{2M}{N(N-1)} \tag{2-4}$$

网络密度可以衡量网络内部 N 个节点间的连接强度，其值越大，节点间连接就越紧密。现实中的复杂网络多数较为稀疏，网络密度很小。

2. 节点的度（degree）

在无向网络中，节点i的度定义为与节点i连接的边的总数，又称为关联度，用$d(i)$表示。在一个节点总数为N的网络中，$d(i)$为$[0,N-1]$。$d(i)=0$的节点通常被称为孤立节点，即该节点与网络中任何其他节点之间均不存在连边。图 2-7（a）的节点 F 的度$d(F)=4$。如果网络为有向网络，则节点i的度还可以分为入度

（in-degree）和出度（out-degree），分别用 $d_{\text{in}}(i)$ 和 $d_{\text{out}}(i)$ 表示。节点的入度 $d_{\text{in}}(i)$ 是指从其他节点出发而指向该节点的边的数目，节点的出度 $d_{\text{out}}(i)$ 则是指从该节点出发指向其他节点的边的数目，其中 $d_{\text{out}}(i)+d_{\text{in}}(i)=d(i)$。图 2-7（b）的节点 A 的出度 $d_{\text{out}}(A)=1$，入度 $d_{\text{in}}(A)=2$，$d(A)=d_{\text{out}}(A)+d_{\text{in}}(A)=3$。

网络中所有节点的度的平均值被称为该网络的平均度 $\bar{d}$，其计算公式为

$$\bar{d}=\frac{\sum_{i=1}^{N}d(i)}{N}=\frac{2L}{N} \tag{2-5}$$

式中，N 为网络的节点数；L 为网络中的边数。

3. 度分布（degree distribution）

网络的度分布 $P(k)$ 表示随机选取一个节点，其度值为 k 的概率，其在统计意义上可以描述为

$$P(k)=\frac{N_k}{N} \tag{2-6}$$

式中，N_k 为网络中度值为 k 的节点总数。

对于有向网络，其度分布还可以进一步描述为入度分布（in-degree distribution）和出度分布（out-degree distribution）。

为了方便计算，实际中通常采用累积度分布来描述网络的度分布，其表示节点度值大于或者等于 k 的概率。累积度分布可以表示为

$$P_k=\sum_{k'=k}^{\infty}P(k') \tag{2-7}$$

度分布是描述网络属性的一个重要统计量。大量的实证研究表明，完全随机网络的节点度服从泊松（Poisson）分布，即

$$P(k)=\frac{\lambda^k \mathrm{e}^{-\lambda}}{k!} \tag{2-8}$$

如果大多数节点都集中在节点度均值附近，则此类网络被称为同质网络（homogeneous network），此时节点度的均值可以被看作节点度的一个特征标度。许多实际网络的节点度分布都服从幂律分布（power-law distribution），即

$$P(k)=2\chi^2 k^{-\tau} \tag{2-9}$$

式中，χ 为幂律分布的参数；τ 为幂指数，其值通常介于 2 到 3 之间。

在幂律形式的度分布中，大多数节点的度都非常小，而少数节点的度非常大，因此也称此类网络为异质网络（heterogeneous network），如软件公司竞争网络（$\tau=3.15$），印度汽车零配件制造供应链网络（$\tau=2.53$）[39]，AT&T 电话联系网络（$\tau=2.1$）[40]，HID 技术联盟网络（$\tau=2$）[41]等。由于没有一个合适的标度来测量网络节点的度，因此，度分布服从幂律特性的网络也被称为无标度网络[27,42]。此外，现实中也存在度分布服从指数分布（exponential distribution）的同质网络，如 NCSTRL 计算机科学家网、MEDLINE 生物医学家科研合作网络、MR MATH 数学家网等[43]。

4. 聚类系数（clustering coefficient）

聚类系数表示节点的邻接点之间是否相互连接，即节点 V_1 连接于节点 V_2，节点 V_2 连接于节点 V_3，那么节点 V_3 很可能与 V_1 相连接。网络中节点的聚类系数 C_i 定义为[40]

$$C_i=\frac{2E_i}{k_i(k_i-1)} \tag{2-10}$$

式中，k_i 表示与节点 i 相连接的邻居节点个数；E_i 表示上述 k_i 个节点彼此相连的边数。

网络中所有节点的聚类系数的平均值称为该网络的平均聚类系数或整个网络的聚类系数，记为 C：

$$C=\frac{\sum_{i=1}^{N} C_i}{N} \tag{2-11}$$

式中，N 为网络中的节点个数。

平均聚类系数为 1 的网络也称为全连通网络。聚类系数反映了网络的集团化程度。Newman 等的研究表明，大量现实的复杂网络的聚类系数比同等规模的随机网络大得多，具有较强的集聚性[44]。

5. 距离（distance）和直径（diameter）

网络中节点 i 和节点 j 之间最短路径的边数定义为节点 i 和节点 j 的最短距离，记为 $\text{dist}(i,j)$，在无向网络中，$\text{dist}(i,j)=\text{dist}(j,i)$。图 2-7（a）的网络中，节点 D 和节点 E 的最短距离 $\text{dist}(D,E)=\text{dist}(E,D)=3$。

网络的直径 D 定义为任意两个节点之间的距离的最大值，即

$$D=\max_{i,j}\left(\text{dist}(i,j)\right) \tag{2-12}$$

图 2-7（a）中的网络直径 $D=3$。

网络中的平均最短路径长度 L 定义为任意两个节点间的最短距离的平均值[45]，即

$$L=\frac{1}{\frac{1}{2}N(N-1)}\sum_{i\neq j\in V}\text{dist}(i,j) \tag{2-13}$$

许多实际的复杂网络的平均最短路径长度 L 可用以下公式进行近似估计：

$$L=\frac{\ln N}{\ln K} \tag{2-14}$$

式中，N 为网络中的节点总数；K 为该网络的平均度。可以看出，当平均度固定不变时，网络的平均路径长度 L 随着网络规模的增大以对数的方式增长，此类网络被称为具有小世界特性[46]。

6. 度相关系数（degree correlation）

度相关系数是描述实际网络结构特性的另一个重要参数，其定义为相互连接的两个节点其对应的度值的 Pearson 相关系数，即

$$r=\frac{M^{-1}\sum_i j_i k_i-\left[M^{-1}\sum_i \frac{1}{2}(j_i+k_i)\right]^2}{M^{-1}\sum_i \frac{1}{2}(j_i^2+k_i^2)-\left[M^{-1}\sum_i \frac{1}{2}(j_i+k_i)\right]^2} \tag{2-15}$$

式中，j_i、k_i 为第 i 条边所连接的两个节点的度值（$i=1,2,\cdots,M$，其中 M 为总的边数）。$-1\leqslant r\leqslant 1$，当 $r>0$ 时，度值较大的节点倾向于与度值较大的节点相连

接，即该网络具有同配性；当$r<0$时，度值较大的节点则倾向于与度值较小的节点相连接，即该网络具有异配性；$r=0$表示网络结构不存在相关性。大量的实证研究表明，大部分社会网络均呈现出同配性[46]，例如，MEDLINE 生物医学家科研合作网络（$r=0.127$）、MR MATH 数学家网（$r=0.12$）、IMDB 电影演员合作网（$r=0.208$）等；而大多数非社会网络，如 Internet、大型电力网络等技术网络以及神经网络、新陈代谢网络等生物网络均呈现异配性[44, 47]。

7. 中介度中心性（betweenness centrality）

中介度中心性也称为节点介数，它描述了一个节点担当连接另外两个节点的中介或桥梁的能力，其表达式定义为

$$b_i=\sum_{m>n}b_i^{(m,n)}=\sum_{m>n}\frac{g_i(m,n)}{g(m,n)} \quad (2\text{-}16)$$

式中，$g(m,n)$为节点m和n之间的最短路径长度；$g_i(m,n)$为节点m和n之间经过节点i的最短路径长度。

中介度中心性反映了该节点在网络中的作用和影响力，是网络中一个重要的全局参量。

8. 互惠指数（reciprocity）

网络的互惠指数R刻画了有向网络的无向程度，其定义为有向网络中双向节点对的总数与至少有一条有向边的节点对的总数的比值，即网络中双向二元组所占的比例。假设(i,j)是网络中任意一条有向边，$R=0$意味着有向边(j,i)不存在，$R=1$则意味着有向边(j,i)存在。

9. 模块度（modularity）

很多实际的网络表现出明显的社团性，即网络中的部分节点聚集成群，群内部的节点之间联系紧密，群与群之间的联系则相对稀疏。网络中社团性的强弱通常用模块度Q加以衡量[48]，其表达式定义为

$$Q=\sum_i(e_{ii}-a_i^2) \quad (2\text{-}17)$$

式中，e_{ii} 为网络中连接某一个社团内部各节点的边在所有边中所占的比例；$a_i = \sum_j e_{ij}$ 则表示与第 i 个社团中的节点连接的边在所有边中所占的比例，e_{ij} 为网络中连接两个不同社团 i 和 j 中节点的边在所有边中所占的比例。Q 的取值介于 0 和 1 之间，研究表明，$Q \geqslant 0.3$ 时，网络表现出明显的社团性。

2.2.4 复杂网络模型

复杂网络模型可以实现对现实网络的模拟和抽象。为了使模型能够真实地反映实际网络的拓扑结构，并在此基础上揭示网络的演化机制和整体行为规律，学者基于不同的研究领域，提出了形式多样的复杂网络模型，其中应用较为广泛的模型有规则网络模型、随机网络模型、小世界网络模型、BA 无标度网络模型和有向 Price 网络模型[18]。

1. 规则网络模型

如果网络中的节点之间按照确定的规则进行连接，则称此类网络为规则网络。图 2-8 描述了三种常见的规则网络。规则网络因为具有有序的网络拓扑结构，演化规律较为简单，因此分析起来相对容易。

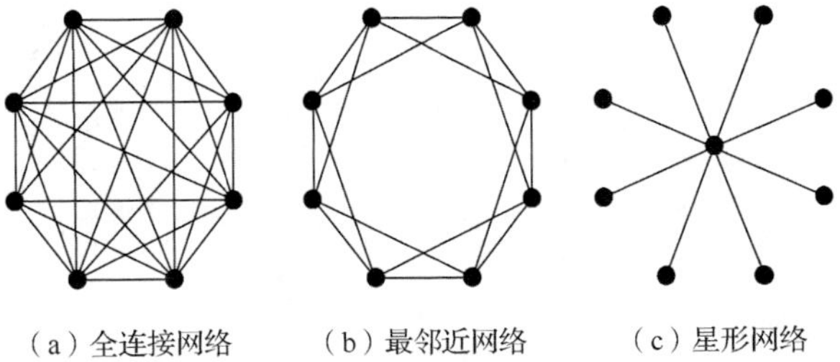

图 2-8 规则网络举例

2. 随机网络模型

如果节点之间按照随机的方式进行连接，则称此类网络为随机网络，ER 模型是最早的随机网络模型[30]。图 2-9 描述了两个节点总数 $N = 10$，且具有固定边数及固定连边概率 p 的随机网络，其中图 2-9（a）的连边概率 $p = 0.1$，

图 2-9（b）的连边概率 $p=0.25$。由于完全随机网络的节点度都近似服从泊松分布，即大多数节点都集中在节点度均值附近，因此完全随机网络属于典型的同质网络。

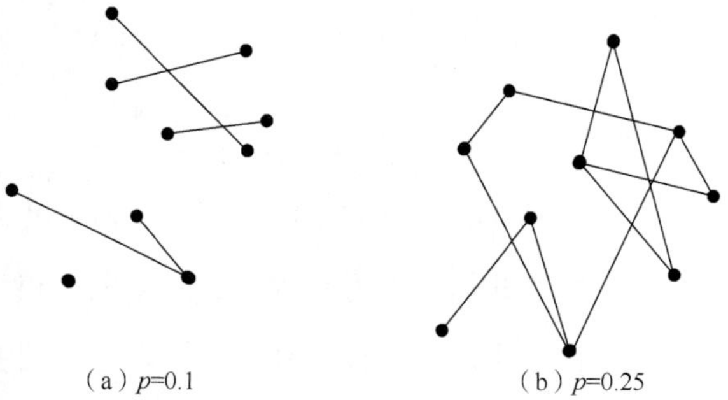

图 2-9　随机网络举例

3. 小世界网络模型

1998 年，美国康奈尔大学的 Watts 和 Strogatz 提出了基于人类社会的小世界网络模型，也称为 WS 模型。该模型介于规则网络模型和随机网络模型之间，具有特征路径长度小、聚合系数大的特性[31]。图 2-10 描述了规则网络向小世界网络的过渡过程，其中 p 表示网络的连边概率。

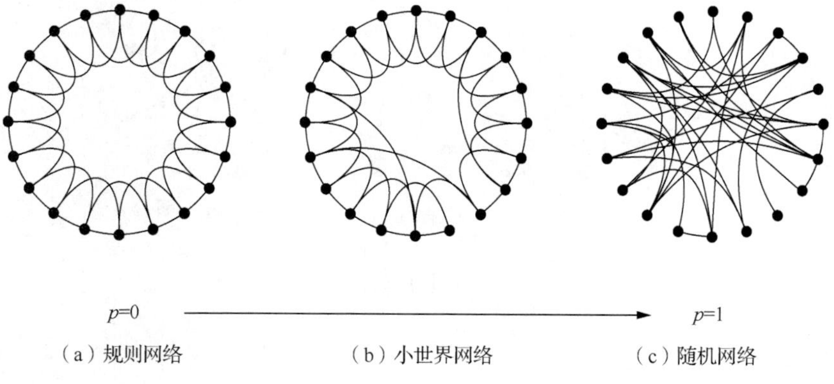

图 2-10　规则网络向小世界网络的过渡过程

4. BA 无标度网络模型

1999 年，美国圣母大学的 Barabasi 和 Albert 在研究万维网的动态演化过程中发现，该网络中绝大多数节点的度值都很小，但是少数节点的度值非常大，而这种具有重尾特性的度分布恰好可以用幂律形式加以描述[27]。于是他们提出了一种新的复杂网络模型——BA 无标度网络模型。BA 无标度网络模型具有以下两个重要特性：增长特性，即其网络规模呈现不断扩大的趋势；择优连接特性，即新加入的节点更倾向于与网络中度值较大的节点相连接。

图 2-11 描述了式（2-9）中的幂律分布参数 χ 取不同值时，BA 无标度网络的节点度分布情况，其中，网络中的节点总数 $N = 300000$，幂指数 $\tau=3$。

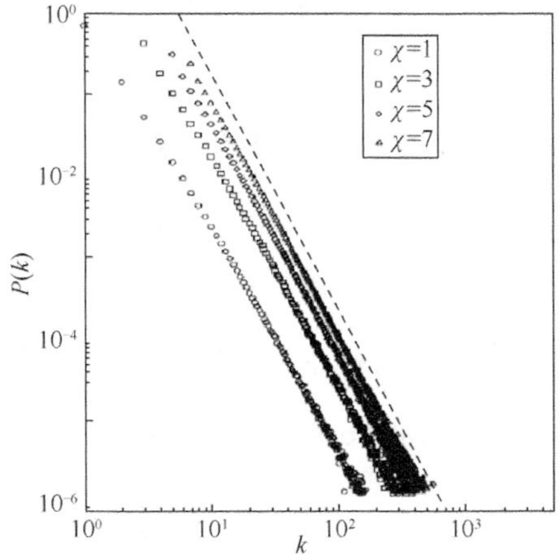

图 2-11 幂律分布参数 χ 取不同值时，BA 无标度网络的节点度分布

5. 有向 Price 网络模型

1965 年，Price 在对引文网络进行的实证研究中指出，对引文网络而言，论文之间的引用关系包括引用和被引两种情况，即网络中的边具有方向性，因此需要用有向网络来描述引文网络的拓扑结构。在对引文网络的度分布进行深入研究的基础上，Price 建立了一个引入增长机制和积累优势机制的有向网络模型——有向 Price 网络模型，并指出该网络的入度和出度均服从幂指数 $\tau = 3.04$ 的幂律分布[49,50]。有向 Price 网络针对引文网络的增长和积累优势机制描述如下。

（1）增长机制：引文网络中论文的数量呈不断增长的趋势，且新发表的论文会引用已经发表的论文。

（2）积累优势机制：某篇已经发表的论文被一篇新发表的论文引用的概率与该篇论文之前被引用的次数成正比。

2.3 在线社会网络

2.3.1 在线社会网络的定义

社会网络（social network，SN）是指个体之间形成的关系网络，即社会个体成员之间因为互动而形成的相对稳定的关系体系，其主要关注的是人们的互动和联系。1954 年，人类学家 Barnes 在研究一个渔村的社会结构时，首次使用了“社会网络”这一概念，并系统化地呈现了复杂的社交系统下成员之间的关系模型[51]。此后，社会网络分析被视为研究社交结构权威的研究工具之一，被广泛应用于社会学、心理学、管理学、经济学、计算机科学等多个学科领域。

人类是群体动物，社会性是其基本属性之一。然而社会性并非个体成员间不加区分的简单积聚，而是依赖各种关系联系在一起，并各自承担一定的社会角色，也就是通常所说的“物以类聚，人以群分”。如果将社会交往中人与人之间形成的各种关系看成边，将个人看成节点，就形成了以人为中心的社会网络[52]。

随着计算机的普及以及互联网的发展，人们的交流已不再局限于面对面的直接交流，越来越多的人选择计算机网络为媒介进行交流与联系，从而形成了一个新型的社交网络：在线社会网络（online social network，OSN）。在线社会网络是指人们以计算机为媒介进行交际活动，相互联系、沟通和协作，并组成在线社区的关系网络[53]。

在线社会网络与互联网几乎同时出现，其发展经历了早期的电子邮件、留言板到现在的在线社区、在线交友、在线媒体等多种形式，并且已经成为一种用户联系和分享信息的非常流行的方式，与此同时，用户的规模也在飞速增长，如 Facebook 的注册用户已经超过了 10 亿[54]。正如万维网之父 Tim Berners-Lee 所言，传统的技术网络最终将与社会网络融为一体，“人机对话”形式的网络应用模式正在向“人人对话”的形式转变[55]。

在线社会网络不同于传统意义上的Web网络，它是基于用户并且反映用户社会关系的网络拓扑，因而具有在线性、社会性及网络性三重属性，比如国内流行的百度贴吧、知乎等。而Web网络是以页面（page）为单位，围绕内容来组织的，并不侧重于社会性，比如国内网民比较熟悉的门户网站搜狐、新浪等。

在线社会网络的发展为网络中的信息分享提供了平台，用户可以发布他们的照片或者作品，上传或是下载可供分享的资料及内容，还可以形成个人的资料简介。在线社会网络的发展也为社会关系的维系提供了平台[56]，用户可以发现与他们有共同爱好的朋友，还可以通过朋友之间的链接关系，访问到朋友的朋友，如果我们愿意，我们甚至可以通过在线社会网络找到地球上的每一个人。

2.3.2 在线社会网络的分类

在线社会网络因其侧重的功能不同，可以分为社交网络、在线社会媒体、在线个人社区、在线论坛以及即时通信等几种类型。

1. 社交网络

以 Facebook、MySpace、Cyworld 以及国内的知乎等为代表的社交网络，其主要功能是帮助用户扩展人脉。该网络中的节点是注册用户，边则为用户间的好友关系。用户通过发出好友请求，邀请其他用户与其建立好友关系，如果被邀请者同意该请求，两者间即建立起一条无向连接，此类网络通常为无向无权网络。在某些交友网络中，用户间存在有向连接，如 Pussokram 网存在四种用户交流形式，分别为朋友方式（friends）、留言本方式（guestbook）、消息方式（messages）以及好友邀请方式（flirts）。其中朋友方式中，用户间的连接为无向连接，而其余三种方式中的连接则为有向连接，即对应网络形式为有向网络。

2. 在线社会媒体

在线社会媒体包括视频分享网站、新闻网站等，如国外的 Flickr、Digg、

YouTube、del.icio.us 以及国内的优酷网、豆瓣网等，用户可以在这些站点上分享视频、音频、图片等多媒体资源。虽然此类网络中的节点同样是注册用户，边也是好友间的关系，但是网络中的部分用户是媒体信息的发布者，而另外一部分用户则对发布的媒体信息进行检索、分享和评价，因此，节点间的连接为有向连接，即此类网络为有向无权网络。

3. 在线个人社区

在线个人社区通常隶属于某些大型的社交网络，并主要以个人主页的形式出现，如隶属于 Yahoo 网的 Yahoo!360° 多功能社区、Standford 和 MIT 的在线学生社区网以及 LiveJournal（LJ）生活日记网等。此类网络结构中的节点通常是个人主页或注册用户，边则是主页间的“友情链接”或用户间的好友关系。在 Yahoo!360° 多功能社区中，某一用户 A 可以将用户 B 添加为好友，而用户 B 却未必将用户 A 添加为好友，即用户间的好友关系不一定是对称的；LJ 生活日记网中，用户 A 可以将用户 B 列入自己的好友列表中，并在其主页上定义指向用户 B 个人主页的“友情链接”，而用户 B 的主页上未必存在指向用户 A 主页的“友情链接”。因此，在线个人社区往往具有有向无权的网络特性。

此外，作为基于用户关系的信息分享、传播以及获取平台，博客和微博一直吸引着学术界的关注。学者对其网络结构、演化特性以及信息传播机制等进行了较为深入的研究[57-66]。

4. 在线论坛

在线论坛也称为在线讨论区，其网络节点为注册用户，如果用户 A 在论坛中发布了一个问题，且用户 B 对该问题进行了回复，则用户 A 和用户 B 之间存在一条有向边。如果用户 B 对用户 A 提出的问题进行了多次回复，则可以根据其回复的频次对边进行加权，此时的网络即为有向加权网络。在线论坛中用户关系的建立并非依赖于某种社会联系，而是出于共同的兴趣和爱好，而且问题的回复者往往拥有比问题发布者更多的专业知识，甚至可能是该领域中的专家，因此，在线论坛通常是由具有共同兴趣和爱好的用户构成的专家论坛，如中羽在线论坛、安卓在线论坛以及 Java 在线论坛等。

5. 即时通信

即时通信是指用户之间能够借助网络平台即时发送和接收消息，其典型应用有 QQ、微信、MSN 等。目前，即时通信已经不再是一个单纯的聊天工具，其功能不断丰富，并已逐渐发展成为集信息交流、资讯共享、搜索、娱乐、电子商务以及企业客户服务等为一体的综合化信息平台。

Leskovec 等对即时通信系统 MSN 的网络特性进行了实证研究，其结果验证了 MSN 用户网络满足“六度分离”的特性[67]。Smith 则对即时通信系统 Nioki 的网络拓扑结构进行了研究，得出 Nioki 为有向无权网络，且其入度和出度均满足幂律分布[68]。

2.3.3 在线社会网络分析

社会网络研究的是在一定范围内个体之间的关系，网络中的节点是个人，连接则是按一定方式定义的两人之间的熟人关系，其研究离不开社会网络的分析方法。所谓的“社会网络分析”是社会学的一个分支，其研究重点是要揭示社会网络各节点间的相互作用模式及社会网络的形成规律，如小世界模型、幂律分布等。社会网络研究初期，研究对象是现实的、非在线的社会关系网。1934 年，Joseph Moreno 发表了《社会人际学的方法与工具引论》一文，由于后来很多社会网络分析的论文都引用了该文，所以学术界通常把这一年作为社会网络分析正式开始的时间[52]。

1967 年，哈佛大学的社会心理学家 Stanley Milgram 做了一个著名的实验。实验中，Milgram 把信寄给身边的朋友，希望他们能够寄给指定的目标人。信件由一个人传递给另一个人，结果仅需要约 5.5 次传递，信件就能到达指定的目标人手中。这个实验首次证明了社会网络中的小世界效应，并得出了著名的“六度分离”（six degrees of separation）推论——世界上任何两个人之间的平均距离为 6，也称为社会网络的小世界特性[69]。图 2-12 对社会网络中的小世界现象进行了描述。

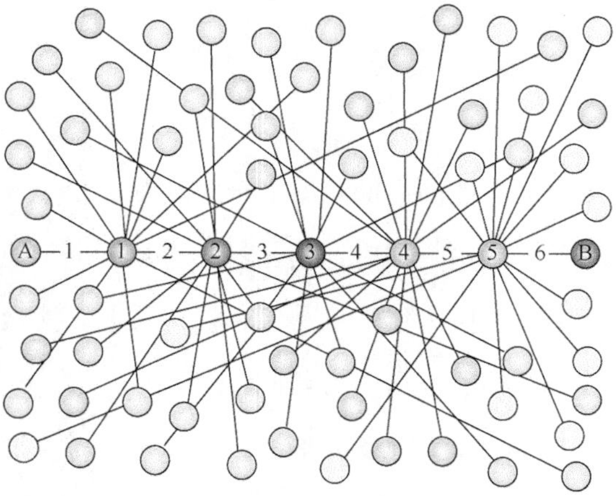

图 2-12　社会网络中的小世界现象

P. Erdǒs（1913—1996）是出生于匈牙利的犹太籍数学家，Erdǒs 一生中曾与 485 位作者合作发表了 1475 篇论文，在数学史上，其发表的论文数量仅次于 Euler（1707—1783）。Erdǒs 的主要研究领域是数学及组合数学，但其发表的论文却涉及集合论、逼近论、概率论、线性代数、多项式以及数理逻辑等几十个学科。研究人员根据与 Erdǒs 的合作关系定义了每个数学家的 Erdǒs 数(Erdǒs number)：Erdǒs 本人的 Erdǒs 数为 0，若某人曾经与 Erdǒs 合作过论文，则其 Erdǒs 数为 1，若某人曾经与 Erdǒs 数为 1 的人(且未曾与 Erdǒs 数更小的人)合作过论文，则其 Erdǒs 数为 2，依此类推。研究发现，几乎每一个当代的数学家都有一个有限的 Erdǒs 数，而且其 Erdǒs 数都很小。例如，曾经证明过 Fermat 大定理的 Andrew Wile，虽然他的研究领域与 Erdǒs 相距甚远，但其 Erdǒs 数仅为 3；所有 Nevanlinna 奖得主的 Erdos 数均未超过 3；Steel 奖得主的 Erdǒs 数均未超过 4；Fields 奖得主的 Erdǒs 数均未超过 5；Wolf 奖得主的 Erdǒs 数均未超过 6。Erdǒs 数的存在证明了社会网络的小世界特性[52]。

此后，为了验证社会网络的小世界特性，学者又做了很多实验。其中弗吉尼亚大学的计算机专家 Brett Tjaden 设计的一个名为“Kevin Bacon 游戏”的实验非常有趣[70]。实验中，Brett Tjaden 选取了曾在多部电影中饰演过小角色的电影演员 Kavin Bacon 作为“电影界的中心”，并根据其他演员与 Kavin Bacon 的合作关系定义了每个演员的 Bacon 数（Bacon number）：若某演员曾与 Kavin Bacon 一起出演过电影，则该演员的 Bacon 数为 1，如果该演员没有与 Kavin Bacon 出演过同一部电影，但与 Bacon 数为 1 的演员一起演过电影，则其 Bacon 数为 2，依此类推。结果发现，在当时所有的美国电影演员中，没有一个人的 Bacon 数超过 4。以上实验是通过是否共同出演一部电影作为纽带，建立起演员间的关系网，而 Bacon 数就是描述这个网络中任意两个演员之间的最短路径。

1998 年，康奈尔大学的 Watts 和 Strogatz 提出了基于人类社会的小世界网络模型[31]；Mislove 等证明了在线社会网络同样具有小世界特征[71]；Girvan 等的研究认为社会网络连接可以分为强连接和弱连接两种[72]。

由于社会网络数据的采集在一定程度上受到用户隐私、风俗习惯、地理位置等因素的制约，研究者往往无法获取真实、可靠的数据集，从而影响了社会网络分析结果的可靠性[73]。此外，由于大规模数据获取和处理具有较大难度，因此早期的社会网络研究大多在小范围的社会群体内进行。

互联网的普及以及信息技术的发展，使得分析规模较大的社会网络群体成为可能，特别是 Web 2.0 技术的兴起，使得各种形式的社交网络大量涌现，用户规模也在快速增长，为社会网络分析提供了大量可用的在线社会网络数据集。2007 年，Ahn 等对在线社会网络 Cyworld 进行了较为深入的分析，由于在分析过程中直接获取了 Cyworld 的全部数据集，因此，分析结果基本反映了该网络的真实的网络结构特征[74]。

近些年，学者纷纷采用社会网络的研究方法对在线社会网络进行研究。2005 年，Adamic 等利用惠普实验室人员的 E-mail 数据和组织机构信息，通过网络分析方法，发现了在线社会网络具有社团结构及小世界特性[75]；同年，Liben-Nowell 分析了一个含有用户地理位置信息的在线社会网络——LiveJournal 的数据集，结果表明，用户间的连接与其地理位置存在相关性[76]；2005 年，Kumar 等以 Flickr 和 Yahoo!360° 为对象，研究了在线社会网络的结构和演化，发现在线社会网络均具有强连通性[77]。

作为社会网络的一种，在线社会网络具有某些复杂网络的共有特征，如小世界特性、无标度特性以及节点度分布的幂律特性等。另外，在线社会网络与非在线社会网络在网络结构上存在一定的差异，如在线社会网络结构具有异配性，即度值较大的节点倾向于与度值较小的节点相连接，而大多数非在线社会网络却恰恰相反，如演员合作网、科学家合作网以及商业合作网等均具有同配性[69]。

在线社会网络的发展也为社会学家进行大规模的社会网络研究提供了前所未有的机会。学者在在线社会网络拓扑结构研究的基础上，利用大规模的在线社会网络数据集，分析在线社会网络在社会学方面的特性，积极探索现代社会中社会行为的变化特征。例如，Wellman 用社会网络分析的思想和方法研究了在线社会网络为人际关系带来的改变[78]。

除了对在线社会网络的网络结构、演化规律以及社会学特征进行研究以外，学者还进行了在线社会网络的动力学研究，例如 Hegselmann 等[79]利用离散意见模型 Sznajd、Liben-Nowell[76]利用意见连续模型 Deffuant 对在线社会网络的舆论动力学进行研究。

2.4 社交媒体谣言传播行为

2.4.1 社交媒体舆情

网络谣言是舆情的一种特殊表现形式，国内外学者往往借助于舆情研究的理论与方法来分析其传播机制。学术界对网络舆情的研究随着网络发展而深入，其研究载体也在发生变化，10 年前网络舆情的主要研究载体是社区论坛，如中国的天涯论坛等。近年来，互联网工具高度普及，互联网思维广泛扩散，网络舆情的主要研究载体变为社会化媒体平台。因为舆情在社会化媒体中的传播具有突发性、匿名性、非理性、群体极化性等特点，参与人数众多，研究价值越发突显，其成果不仅应用在网络舆情治理方面，还延伸至市场营销[80]、股票预测[81]、政治选举[82]等领域，本书则主要对网络舆情的传播规律及个体行为加以论述。

突发公共事件爆发后，人们对事件的讨论接连展开，集中体现在社会化媒体中，具体可将舆情传播周期分为前驱期、爆发期、波动期以及消退期四个阶段，并演化出若干子话题[83]，网络中整体舆情传播及子话题演化，随时间近似呈 S 形增长趋势[84]。舆情的形成及传播都是用户参与的结果，因此探究用户的参与动机[85]和动力学机制[86]，是舆情研究的主要目标之一。现有研究主要是将用户抽象成节点，用户间的传播关系形成舆情传播网络，并将舆情网络看作一个生态圈。该网络中小部分节点有大量有向边与之相连，大部分节点都只有少量有向边与之连接，或没有有向边相连[87]，且从个体角度能发现中心度较大的点[88]，从整体角度有很明显的聚类倾向[89]。

部分学者在将用户抽象成节点的基础上，研究舆情传播的广度与深度。此类研究将社会化媒体中原始舆情扩散路径定义为舆情传播级联[90]，其主要由中心节点发布舆情文本而初步形成，互联网中的其他用户则随事件的发生、发展，通过转发方式参与级联扩展。舆情传播网络中较为典型的理论有复杂网络理论、舆论动力学理论[91]等。

相较一般事件，一些涉及民生、政风、民权等敏感因素的突发公共事件更能引起全国热论，进而把地区性、局部性和带有某种偶然性的问题，变成全民围观的公共话题。事件的突发性和特殊性使得此类舆情的传播周期较短，舆情传播级联的深度及广度很快能达到峰值。突发公共事件舆情的参与主体包括网民、平台、媒体以及意见领袖等。平台是舆情传播的渠道及媒介；而媒体一般由权威机构充当；意见领袖粉丝众多，因而具有较大影响力。根据“沉默的螺旋”理论，加之事件本身较为敏感，网民成为网络舆情传播中的主导力量，其参与谣言传播的主要动机有：仇视公权、同情弱者心理，逆反、宣泄心理，戏谑、娱乐心理，以及窥私探究心理。此外，有调查显示信息获取是人们参与社会化媒体舆情传播的主要动因[92]。除了内在动因，网民的舆情传播行为还受其他参与者及外部环境因素的影响。来源于网络内部的影响包括：

（1）关键用户的影响力，可分为直接影响力与间接影响力。通常情况下粉丝数量多的人直接影响力较大；而间接影响力与其他指标有关，比如是否“提及”其他用户、内容的可理解性等。

（2）文本特征的易读性。例如，有图片、表情、话题等元素的微博更容易被传播。

（3）内容特征的有用性。内容是提出某种信息诉求或为了分享所获信息，则其具有较高的有用性水平。

（4）用户对信息的主观判断具有不确定性，并希望通过反馈来缓解这种不确定性。主观判断的不确定性使得舆情随时间呈 S 形增长趋势。关于网络外部影响因素的研究相对较少，如传统媒体、事件相关信息以及平台上的其他事件[2]等。

2.4.2 谣言传播行为

在社交平台所构建的社会系统中，参与个体兼具“网民”与“现实社会人”双重身份，其信息传播行为兼具心理学与社会学的特点，如对未知信息怀疑较低[93]、容易受“沉默的螺旋”效应的影响[94]等。但由于社交平台的信息发布具有匿名性的特点，其信息传播行为特征同其他渠道相比，存在一定差异。例如，用户是否传播谣言往往与话题敏感程度无关[95]；用户对不同身份类型博主（信息源）的感知可信度差异较大[96]，即人们更愿意信任非匿名用户；用户与传播者的社会关系显著影响用户的传播意愿[97]，且基于社会关系构建的信任桥梁更为坚固。

面对井喷式的网络信息，用户很难判断舆情的准确性，谣言传播者可能并不知道自身在传播谣言，但其谣言传播行为的产生却基于一定的心理因素，比如焦虑、恐慌，或对谣言的真实性有一定预期等。可见，用户的传播行为受到多方面因素的影响：

（1）用户对不同身份类型博主（信息源）的感知可信度会受到自身属性及使

用习惯影响[96]。例如，使用社交媒体频率较高的用户，更容易接触谣言并转发；对热门事件敏感的用户更容易关注谣言。

（2）用户传播行为是否会被触发，受到话题热度影响。话题参与人数越多，越容易触发用户谣言行为[97]。

（3）文字所传达的情绪会影响用户转发意愿。学者对谣言转发文本中蕴含的用户情绪进行了多种形式的分类，如文献[98]将用户情绪划分为激活情绪及退活情绪，文献[99]认为可激发用户某种情绪的谣言文本更容易引起用户转发。

目前，针对谣言传播行为的研究通常从以下两个角度进行：①基于心理学理论及方法，采用实验研究方法、调查法以及测试法等定性研究手段，对被试行为的动因及心理活动进行分析；②依托计算科学及数学建模等定量研究方法，即离线实验研究方法，根据历史数据进行用户行为建模，以分析不同因素对用户传播谣言行为的影响。对用户行为建模的关键步骤是对特征向量进行量化。在社交媒体环境下，影响用户行为的因素众多，因此如何选取合适的指标成为该领域学者共同面临的一个问题。

很显然，谣言是否对用户产生影响与用户是否会传播谣言是两个研究问题，但两者又难以完全割裂，由此可以提炼出影响用户行为的两方面因素：谣言属性及用户属性。谣言属性主要有文本内容的争议性、话题的热度、是否有辟谣信息以及谣言发出者的人口统计特征等；用户属性中除了包括参与用户的人口统计特征，诸如年龄、地区、平台注册时间等以外，还有用户对谣言的兴趣度，这一特征将谣言属性和用户属性联系起来，成为用户行为研究的重点和难点。通过对现有文献分析可知，存在两个方面的因素会影响用户对谣言的兴趣度。

（1）文字内容。如文献[100]基于文本聚类模型将用户历史微博聚类，加权计算用户对谣言的兴趣度。内容结构也可能对不同用户有不同影响。

（2）相邻节点对用户的影响。文献[101]利用关系变量对用户进行聚类，并对其好友的兴趣度进行加权，以求得用户的兴趣度。

综上所述，以往在治理谣言时，往往采取“一刀切”或阻断目标群体中的节点及链接来避免更多的用户接触到谣言[102]。该方法虽然可以在短时间内遏制谣言的进一步扩散，但增加了谣言的神秘性，激发了用户对谣言的好奇心，反而不利于舆论的疏导。因此，本书将从微观层面上对突发事件背景下社交媒体用户的谣言传播行为进行研究，从而为进行科学有效的谣言治理提供重要的理论依据。

2.4.3 突发公共卫生事件

突发公共卫生事件是指突然发生、严重损害公众健康、危害社会治安、危及公共安全的重大传染病疫情、群体性不明原因疾病以及其他严重影响公众健康的事件[16]。本书研究的 COVID-19 疫情即为一次典型的突发公共卫生事件。

突发公共卫生事件，尤其是给社会带来严重影响的重大突发公共卫生事件发生后，如 COVID-19 疫情，社会各方矛盾逐渐激化，不同利益团体相互碰撞，大量不实信息在网络上肆意传播，更有甚者，有不法分子以突发公共卫生事件为契机，大肆宣扬错误言论，为自己谋取利益。各类骇人听闻的谣言引发民众恐慌，破坏互联网健康，损害公共利益，更为整个社会安定带来难以估量的消极影响和危害。

如前文所述，突发公共卫生事件可划分为四个等级。其中，特别重大突发公共卫生事件包括涉及多个省份的群体性不明原因的且有扩散趋势的疾病[39]。2019 年年底至今的 COVID-19 疫情就属于一次典型的特别重大突发公共卫生事件。本书研究以此次 COVID-19 疫情为背景，探究此类重大突发公共卫生事件背景下，社交媒体用户辟谣信息传播行为的影响因素。

2.5 本章小结

计算机网络的出现为信息的传递、交换和分享提供了新的平台，从而改变了社会成员的信息交互模式。与传统的信息传播渠道相比，网络信息传播具有互动性、及时性、多样性以及内容丰富性等特点，其传播机制也更为复杂。本章回溯了信息传播的定义与模式，分析了网络信息传播的特点，并以 SIR、SIS 和 SIRS

模型为例，对网络信息传播动力学理论进行了梳理与回顾。

复杂网络是由规模庞大的节点及节点之间错综复杂的关系所构成的网络结构。本章对复杂网络理论进行了综述，包括复杂网络的发展历程、一般特征、统计特性以及复杂网络模型等。从 18 世纪中叶 Euler 建立“图论”开始，到 20 世纪 50 年代 ER 模型的提出，再到 Watts 和 Strogatz 的小世界模型的建立，复杂网络理论不断丰富，其应用领域也从数学、物理学向社会学、经济学、生物学以及计算机科学等多个学科领域不断拓展，并促进了多个学科的交叉和融合。目前，复杂网络理论不仅为揭示现实世界的复杂性提供了一种新的视角，同时也成为研究复杂性科学和复杂系统的有力工具。

社会网络是由社会个体成员及成员间的交互关系组成的一个典型的复杂网络。在传统的社会网络中，关系的建立和维系依赖于社会成员间面对面的交流和互动。Web 2.0 以及移动互联网技术的快速发展，使得各类新兴的社交媒体成为用户信息获取、传播、分享以及好友间交流沟通的主要平台，而社交媒体用户以及用户间的好友关系，形成了一个以社交媒体为平台，以计算机网络或移动通信网络为媒介的在线社会网络。本章根据在线社会网络的功能，将其划分为社交网络、在线社会媒体、在线个人社区等 5 种类型，并介绍了在线社会网络分析方法的演进以及在线社会网络研究的主要内容。

为了更好地揭示重大突发公共卫生事件背景下社交媒体谣言的传播规律及演化机理，本书拟分别对宏观层面的谣言传播规律以及微观层面的心理行为特征进行深入分析。为此，本章分别对社交媒体舆情传播规律以及谣言传播行为领域的研究进展进行了梳理与归纳，并明确了突发公共卫生事件的概念界定，从而为本书后续章节的研究提供理论基础和研究依据。

3

重大突发公共卫生事件中辟谣信息传播行为影响因素

3.1 概述

针对社交媒体谣言治理问题，现有的研究主要侧重于谣言层面，包括谣言的传播及演化、社会化网络中节点对谣言传播的影响、谣言爆发后的监管制度，以及网民对谣言的识别和反馈等方面。部分研究通过分析谣言的传播及演化路径，来制定相应的谣言阻断策略。然而，从辟谣信息入手，探究互联网用户对辟谣信息的传播行为的研究却少之又少。以此次 COVID-19 疫情为例，在重大突发公共卫生事件发生时，大范围爆发的不实信息使得单纯从谣言层面进行网络空间治理变得过于困难。另外，依靠改变谣言发出节点的周边网络环境来阻断谣言传播，工程量巨大，难以施行。此时，如果大量的线上用户被吸引并传播辟谣信息，能够快速控制谣言的传播。因此，以辟谣信息作为着手点，研究影响其传播的多方面因素，进而实施有效策略，促使社交媒体用户积极地以澄清的方式抑制谣言的传播，对于重大突发公共卫生事件背景下的网络谣言治理，具有十分重要的现实意义。本章旨在通过对社交媒体用户辟谣信息传播行为的影响因素进行深入分析，了解影响辟谣信息传播的重要特征及用户辟谣行为产生的内在机理，从而在重大突发公共卫生事件背景下，为相关部门能够及时制定出有效的谣言导控策略，减少谣言带来的恐慌及其他各种社会危害，提供决策依据。

在已有的谣言治理相关的研究中，大多数学者从谣言的角度出发，对谣言的成因、传播行为、演化过程、用户对谣言的识别行为、传播意愿等都进行了较为详尽的研究。但是很少有人从辟谣角度入手，研究辟谣信息的传播行为及其影响因素，因此辟谣信息传播行为的研究是一个探索性的研究领域。

本章首先从内容特征、信源特征以及文本特征等维度，深入分析了影响辟谣信息传播行为的多方面因素；进一步探究了舆情扩散周期对辟谣信息传播行为的调节作用；在此基础上构建了社交媒体用户辟谣信息传播行为的实证研究模型；利用实际爬取的 COVID-19 数据集，对模型进行了假设检验；最后，基于实证研究结论，针对重大突发公共卫生事件背景下，辟谣信息的传播及谣言的澄清和治理提出策略建议。本章的研究对相关部门从辟谣的角度进行网络谣言治理，进而维系互联网的“绿色”状态，有着十分重要的现实意义。

3.2 相关研究

总体来说，国内谣言领域的研究起步较晚，而辟谣问题更是少有人触及。但随着中国互联网技术的发展，网络谣言日益猖狂，辟谣相关的研究逐渐走进人们的视野，很多学者开始对辟谣信息进行研究，并取得了一系列相关成果。

在以往关于辟谣信息的研究中，学者从多维度进行分析，对辟谣的主体、策略、方法、效果和治理难点进行了广泛的研究。研究内容主要包括：①突发事件背景下，辟谣主体的特性与辟谣社群的构成[103, 104]；②辟谣信息与谣言的关联与差异性分析[105]，包括二者的产生、传播以及消亡整个过程的分析；③辟谣模式的变化过程及阻滞成因探究[106]，包括自净化式辟谣、组织式辟谣、协同化辟谣等多种概念及各自的优势和不足；④辟谣信息传播的效果以及辟谣的难点[107]。其中难点主要包含以下四方面：①辟谣信息所具有的滞后性会导致谣言占据先机，严重影响辟谣效果；②辟谣信息传播成本远高于谣言，谣言编造不需要基于事实基础，但辟谣信息却需要进行考证，了解真相；③存在无良媒体在谣言背后操控，推波助澜；④由于逆火效应，公众会对后出现的辟谣信息产生一定的排斥心理。而针对上述问题，学者分别从制度完善和科普宣传的角度提出了相应的解决建议。

与上述研究的方向不同，本章聚焦于社交媒体用户对辟谣信息的传播行为，研究在重大突发公共卫生事件背景下，影响社交媒体用户辟谣信息被广泛传播的因素有哪些，同时探究舆情生命周期对辟谣信息传播行为的影响。本章的研究工作将为重大突发公共卫生事件背景下网络谣言治理提供一定的决策参考。

国外对于谣言以及辟谣的相关研究，起步早于国内，且具备了相对完善的研究体系，同时将谣言研究与多个学科的理论相结合，从而达到对谣言进行全面分析的目的。而针对辟谣信息，国外学者结合多样化的研究背景，通过问卷调查、数据获取、实验探究等多种方式，全面地对辟谣的效果和传播特征进行分析。国外的研究主要分为以下三个方面：①辟谣效果及相关的研究，其中包括涉谣主体在辟谣过程中所扮演的角色以及辟谣的效力，并提出涉谣主体的公众认同感，在一定程度上可以促进辟谣信息的传播[108]；②辟谣策略的效果及影响因素，学者提出当人们暴露在充满辟谣信息的环境中时，会更好地吸收理解辟谣信息，因此，如果网上遍布警示信息，将有效地抑制谣言传播，达到较好的辟谣效果[109]；③辟谣主体的多元性、可靠性等特性对辟谣效果产生的积极影响。

目前，国外学者对辟谣的研究大多与谣言相结合，了解在特定背景下辟谣的策略以及效力。而国内的研究主要以定性研究为主，较少结合已有数据进行定量分析。

基于此，本章以 COVID-19 疫情为背景，采用实证的研究方法，对微博用户辟谣信息传播行为的影响因素进行分析，基于此探讨重大突发公共卫生事件背景下，谣言的治理和澄清问题，并根据研究结果给出相应治理建议。

3.3 辟谣信息传播行为及特点

3.3.1 辟谣信息传播行为

社交媒体时代，网络舆情空前活跃，伴之而来的是各类谣言和辟谣信息。网络辟谣通常被定义为：通过权威信息的发布，与谣言信息形成对冲，驳斥网络中扩散的错误信息[110]。网络辟谣的核心目的是通过发布澄清信息，阻断谣言的传播，从而维护公众权益，平复网民的非理性情绪，协助政府维持公共秩序。

面对重大突发公共卫生事件，网络上纷乱的不实信息很容易影响人们的视听，使之产生错误判断，引发公众恐慌、焦虑等非理性情绪，而辟谣信息正是为解决这些问题而产生的。可以说，辟谣是伴随谣言的产生而产生的一种现象，在传播方式上与谣言有一定的相似之处，但同时也具有不同特点[109]。谣言是扩散式的双向传播，接收者一传十，十传百，在传播过程中难免会出现“三人成虎”的情况，这也使得谣言越传越离谱；而辟谣信息的传播是一个单向过程，由了解正确信息的信息发布者通过各种途径，直接、单向地传递给不知情的群众。

本章中所提到的辟谣信息传播行为是指在社交媒体平台上，用户在面对各类辟谣者发布的信息时，结合信源的专业性、辟谣信息的可信度、内容的丰富度等特性，进行转发的行为。辟谣信息需要能够吸引用户围观，打破其内心的不确定性[107]，从而使其能够理性的判断。如果能够提高辟谣信息的可信度和权威性，就能在很大程度上促使用户相信辟谣信息并转发扩散，从而达到澄清谣言的目的。

3.3.2　辟谣信息传播特点

1. 滞后性

本质上来说，辟谣是一个伴随谣言而产生的行为，它与谣言是密不可分的。也正是出于这个原因，辟谣信息的传播和扩散多是谣言在网络中的爆发和发酵导致的，因此辟谣信息具有一定的滞后性。同时由于辟谣与谣言相伴相生的特性，辟谣信息的形成与传播阶段可以类比谣言来进行定义。

2. 强互动性

在社交媒体平台上，信息的传播主要依托于转发、评论、点赞等交互方式。在这里互动不仅局限于群众与群众之间，还包括群众与政府、自媒体大 V 与政府、群众与自媒体大V等。普通公众的话语权不断提高，使得每个人在面对辟谣信息的传播时都可以参与讨论，发表赞同或反对的意见，并提出质疑。热烈的讨论在提升群众参与度和关注度的同时，也在一定程度上影响了群众对辟谣信息的认知[111]。一方面，强互动性可以提升话题热度，促进用户对辟谣信息的关注，从而达成广泛传播的目的；另一方面，由于无限制互动，很难保证不会有不怀好意的人恶意带偏话题，反而促进了谣言的滋生和传播。

3. 有势性

辟谣信息虽然在形成及传播的阶段划分上与谣言相类似，然而其传播的过程却与谣言完全不同。谣言的传播主体是公众，面对重大突发公共卫生事件，公众的感性认知、焦虑、难以确定真实性等心理活动在一定程度上促使了谣言的产生。当一个人接收到谣言后，会形成网状的传播关系链，其中各节点之间是双向传递的过程，每个人都可能对谣言有不一样的解读，所以在双向的传播过程中，会使谣言越传越离谱，由此导致谣言传播的无序性。而辟谣信息则大多是由官方账号或了解内情的知情人士发布的，在传播过程中，辟谣信息单向地由辟谣主体传给媒体账号或信谣群众，当用户由信谣状态变为清醒状态后，又会将辟谣信息传播给其他信谣群众。整个辟谣信息传播过程是单向的、有序的、直接的。

3.4 理论模型构建

3.4.1 研究设计

1. 模型框架

社会化媒体平台上，辟谣信息的传播主要依托于用户的转发、点赞等行为。而用户作为一个独立个体，其行为的改变是受到了外界环境的刺激，即信息发布者以及信息内容的影响。这个过程可以用 Watson 提出的 S-R 模式和 Davis 提出的 TAM 进行解释[112]。S-R 模式将人类的复杂行为划分成刺激和反应两部分，环境中的任何事物都可以成为激发个体感知的刺激，并决定个体行为。当我们控制了外界刺激，就可以在一定程度上改变个体行为。TAM 认为感知有用性是用户接受某一技术的关键因素，感知有用性是由外部变量决定的。Sussman 等研究提出，信息的感知有用性可量化为用户对信息效用的认可，信息的效用可由信息发布者权威可信度和信息质量共同决定[112]。结合这两种模型，本章得出对于辟谣信息传播这一行为，用户主要受到其根据外界刺激而对信息效用产生认可的影响。

结合 S-R 模式和 TAM，社交媒体用户辟谣信息的传播行为是基于外界刺激而改变的，并且是可以根据外界相关因素来进行判断和预测的。辟谣信息的传播范围和传播能力很大程度上是由辟谣信息的发布者以及信息的特征决定的。同时，由于辟谣信息的传播是伴随谣言传播产生的。结合生命周期理论，考虑谣言传播的周期属性，人们对事件的讨论程度会随着事件热度的降低而降低，可知辟谣信息的扩散一定程度上受到其发布时间的影响[113]。

综上所述，本章以 S-R 模式和 TAM 为基础，结合生命周期理论，提出如下假设：社交媒体用户对辟谣信息的传播行为取决于辟谣信息发布者特征和信息质量，同时还受到信息传播周期的影响。

2. 研究假设

社交媒体中，信息的传播和扩散主要是依托于用户转发、点赞等交互行为。本章中所提到的社交媒体用户辟谣信息传播行为，均指在重大突发公共卫生事件背景下，社交媒体用户对辟谣信息的转发行为。

1）内容特征对辟谣信息转发的影响

根据 S-R 模式，辟谣信息的内容可以直观地对社交媒体用户产生刺激，促使其做出相应的反应。结合 TAM，信息内容的质量对辟谣信息的传播有着积极的作用。本章将辟谣信息的内容质量划分为内容情绪和内容热度两部分。

研究显示，饱含情绪的文本更具有感染力，情绪越强烈，越容易引发用户的情感共鸣，使其进行转发分享[114]。本章的研究主体是辟谣信息，其内容多为正面的、积极的。据此，本章提出以下假设。

H1：信息内容的情绪性将积极影响社交媒体用户的辟谣信息转发行为。

此外，Maddux 等提出的信息论据理论认为信息源的专业性和论证的说服作用是相互独立的[115]，即无论信源吸引力强弱，信息的支持性论据都可以强化说服效果。在微博上，信息的说服效果主要体现在用户对信息的扩散程度，当用户被说服时，他们会自发转发他们认为正确的信息。针对辟谣信息，评论越多，会使用户关注度更高，引发用户的讨论，并促使用户对其进行转发。而专业性的评论或一致性的表态，会在一定程度上引导用户的思路，使其更加相信辟谣信息的真实性和可靠性。基于这个观点，本章提出以下假设。

H2：信息的评论数将积极影响社交媒体用户的辟谣信息转发行为。

2）信息发布者特征对辟谣信息转发行为的影响

根据上文的模型框架，辟谣信息的传播行为受到辟谣信息发布者的影响。本章将辟谣信息发布者的特征分为辟谣信息发布者的权威性和认可性两部分。权威且自身影响力高可以吸引更多网民的信息发布者所发布的辟谣信息更容易被其他用户接受，并且广泛扩散。针对微博平台，用户的专业性和非匿名性都可以反馈其权威性，即身份信息越明确、越真实的信息发布者，其权威性越强。在这里用微博认证程度来代替其权威性。同时，根据已有的基于注意-兴趣-搜索-行动-分享（attention-interest-search-action-share，AISAS）理论和自回归（autoregressive，AR）模型[116]的研究，微博用户的粉丝数很大程度显示了受众对用户的认可度。辟谣信息发布者的微博粉丝数从侧面展现出微博用户对发布者的信任。基于此，本章提出以下假设。

H3：信息发布者的认证程度将积极影响社交媒体用户的转发行为。

H4：信息发布者的粉丝数将积极影响社交媒体用户的转发行为。

重大突发公共卫生事件波及广，影响范围大，不同的受众群体获取信息的途径、关注的问题和传播信息的偏好都不相同。针对同一个辟谣信息，不同的发布主体会在一定程度上调节用户对信息的主观认知，从而导致其对辟谣信息的传播行为产生变化，因此，本章提出下列假设。

H5：信息内容的情绪性对辟谣信息转发行为的影响受到发布者认证程度的调节。

3）文本特征对辟谣信息转发行为的影响

McCombs 等提出的议程设置理论认为媒体议程可以改变大众议程，媒体议程对受众的影响不仅体现在媒体所强调的议题上，还体现在这些议题的表达形式上[117]。Trevino 等曾提出传播媒介的丰富性会影响传播过程及任务的结果[118]。媒介丰富度高的信息是利用多重线索进行调节，向人们传达准确、清晰的信息。而辟谣信息的准确性和清晰性能够增强人们的信任，从而达到否定谣言，促进辟谣信息转发的目的。基于此，我们提出以下假设。

H6：话题标签、图片、链接等多样化的媒介对辟谣信息的转发有积极的影响。

辟谣信息中出现的“@”主要分为两种，一种是提及认证用户，使得自己的辟谣博文看起来更加真实准确；另一种是提及用户，进行接力转发。以上两种“提及”均在一定程度上促进了辟谣信息的传播和扩散，基于此，本章提出以下假设。

H7：信息中出现“@”对辟谣信息的转发有积极的影响。

4）舆情传播周期与辟谣信息转发之间的调节作用

生命周期理论最初由希尔和汉森提出，用于预测个体和家庭的发展阶段[119]。后来人们将其拓展，相继运用在产品、企业发展、舆情传播等多个领域[111]。由于辟谣信息是伴随谣言产生的，其传播阶段与谣言相同，但是具有滞后性。所以辟谣信息的传播阶段的划分也可以借鉴生命周期理论。结合陈福集等的研究[120]，本章以“新型冠状病毒”和“肺炎”的百度指数作为时序样本，将辟谣信息的传播划分为潜伏期、扩散期、爆发期、波动回落期和衰退期。在不同的传播阶段，辟谣信息的讨论热度均不同，随着微博上事件热度的衰退，人们的传播行为也将逐日递减。因此，本章提出以下假设。

H8：辟谣信息发布与事件爆发之间距离时间短对辟谣信息转发行为有积极影响。

结合上述假设，本章建立的概念模型如图 3-1 所示。

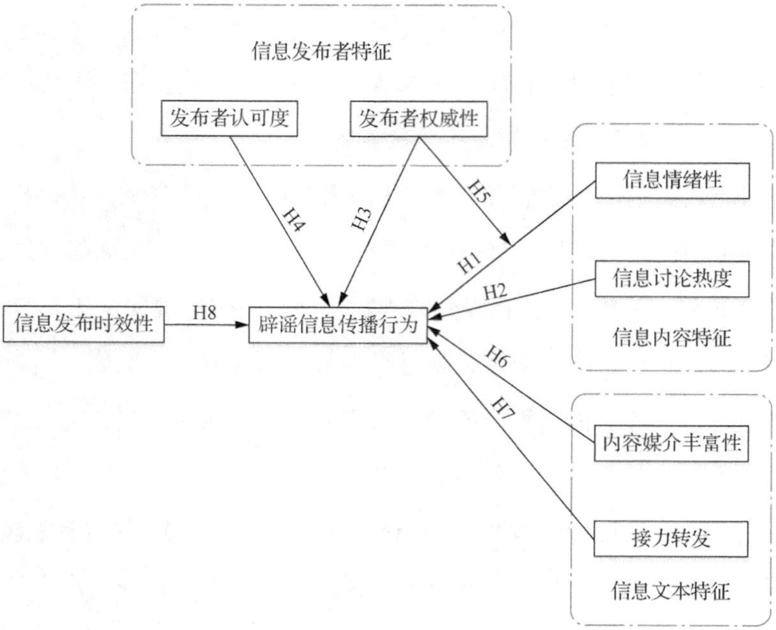

图 3-1 概念模型

3.4.2 模型检验

1. 数据获取

2019 年 12 月 31 日，微博热搜被一则名为“武汉不明原因肺炎已做好隔离”的新闻占据。文章指出，针对此次在武汉出现的不明原因肺炎，相关部门正在全力调查，有关患病人员已经隔离。自此，一场突如其来的疫情席卷全球。从 2019 年年底至今，国内疫情经历潜伏期、爆发期、扩散期、稳定期。此次疫情，全国戒严，民众自我居家隔离。在没有办法出门的情况下，社交媒体成为大多数人及时获取外界信息的工具。然而，各类谣言在群众的焦虑情绪下不断发酵催化，更有甚者，有人利用民众恐慌心理，恶意传播不实信息以牟取利益。漫天的谣言激化了民众的消极情绪，为政府部门的管理带来了很大的困难。辟谣账号和媒体纷纷发布信息，澄清谣言，否定不实信息，安抚民众情绪并协助维护社交媒体上的秩序。此次 COVID-19 疫情在微博上多次占领热搜榜单，多个话题下均有数亿讨论量，是一起极具代表性且影响范围广的重大突发公共卫生事件。因此，本章选取此次 COVID-19 疫情作为研究背景，将疫情辟谣的信息作为此次研究的对象。

为了研究各种因素对辟谣信息传播的影响情况，更好地为重大突发公共卫生事件下谣言的澄清行为提出有效的建议，本章以“疫情辟谣”“新冠肺炎”“捉谣记”等作为关键词，利用 Python 自编程序和八爪鱼采集器，获取了 2020 年 1 月 20 日至 2020 年 4 月 5 日，微博上的原创辟谣信息及对应账号信息，共计 55000 余条。除去无人关注的信息，并进行数据清洗后，最终得到有效数据 2064 条。同时，本章以“新型冠状病毒”和“肺炎”为关键词，利用百度指数获得此次 COVID-19 疫情的搜索热度，结合生命周期理论，得出此次疫情讨论热度的发展阶段划分，如图 3-2 所示。

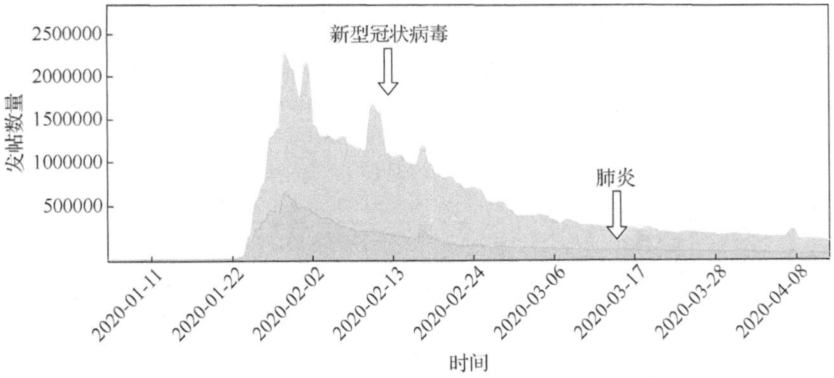

图 3-2 COVID-19 疫情讨论热度图

由图 3-2 可知，尽管 2019 年 12 月 31 日，微博已经对肺炎的传播进行了通报，但此次疫情真正走进大众视野是 2020 年 1 月 21 日。经过潜伏期，患病人数迎来了第一波激增。而后，疫情热度的爆发期是在 2020 年 1 月 25 日至 1 月 29 日，在 2 月 13 日和 15 日分别经历了两次波动回升，而后持续下落。到 4 月 8 日，话题热度已经进入衰退期并维持平稳。

2. 变量选取和说明

为了定量地研究影响辟谣信息传播的因素及其影响效果，本章以辟谣信息的转发数量作为衡量辟谣信息传播程度的因变量。同时，选取单条博文的发布者身份类型和粉丝数分别作为自变量，来衡量辟谣信息发布者的权威性和可信度；以信息内容情感程度和评论数作为自变量来衡量辟谣信息的质量；以文本包含的媒介类型和是否含有“@”来衡量辟谣信息的文本丰富度；结合生命周期理论，对比辟谣信息发布时间与疫情讨论的发展阶段，将二者之间的时间差作为自变量，探究外界讨论热度对辟谣信息传播的影响。本章引入虚拟变量，对发布者权威性和文中是否出现“@”进行解释说明，具体的变量说明如表 3-1 所示。

表 3-1 变量说明表

变量维度	变量名称	说明
因变量	转发数（repost）	用辟谣信息转发数来衡量辟谣信息的传播效果
信息发布者	粉丝数（fans）	用粉丝数来表示信息发布者的可信度
	身份类型（identity）	用信息发布者的认证状态来代表信息发布者的权威性。包含四个虚拟变量：identity$_1$ 表示政府认证（gov）；identity$_2$ 表示媒体认证（med）；identity$_3$ 表示个人自媒体认证（per）；identity$_4$ 表示微博达人认证（int）。以上四个虚拟变量都为 0 则表示无认证的账号类型
信息文本	媒介丰富度（media）	辟谣信息中是否含有图片/话题/链接，以辟谣信息中媒介的种类以及媒介的数量来衡量辟谣信息的媒介丰富性
	@（mention）	辟谣信息是否有@他人的行为。其中有@的行为为 1；没有则为 0
信息内容	评论数（comment）	用辟谣信息的评论数来衡量辟谣信息的讨论热度
	情绪性（emotion）	用辟谣信息中表达正向情绪的词语的比例，以百分制作为评分方式，对博文情绪性进行打分
信息发布者对信息内容的调节	情绪性×身份类型（emotion×identity）	用情绪性评分×身份类型来量化信息发布者类型的调节作用
发布日期	信息发布时效性（day）	信息发布的日期距事件热度爆发的日期的天数

此处，本章将事件热度爆发的时间选取为上文提到的爆发期 2020 年 1 月 25 日至 1 月 29 日，以及爆发回落期中大幅度上涨的 2 月 13 日。用微博辟谣信息的发布日期和事件热度爆发的日期之间的时间差，来衡量辟谣博文的时效性。

社交媒体中，谣言是利用引发用户焦虑、恐慌等消极情绪，促使群众讨论转发。而辟谣信息作为一个否定谣言的存在，其特性与谣言相反，其积极性和正确性促使其平复用户心情，使用户能够理性思考，从而达到澄清的目的。因此，辟谣信息的正面性和积极性是判定辟谣信息情绪性的重要因素。本章对辟谣信息中包含的情感词进行识别，通过判断其正负性，计算出正向词的比例作为判断辟谣信息情绪性的依据。在这里，使用 NLPIR 软件[121]进行分析，对微博内容进行审核。针对清洗后的数据文档，结合谣言情感词判定方式[122]，进行辟谣信息情感词的自动识别和权重计算，计算其正向情绪词比例，从而判断文本的情感极性。以百分制作为评分方式，给出情感得分，对辟谣信息进行打分汇总。

本章以新闻“辟谣！宠物不传染新冠肺炎”为例进行分析，提取的关键词如图 3-3 所示，情绪词比例如图 3-4 所示。

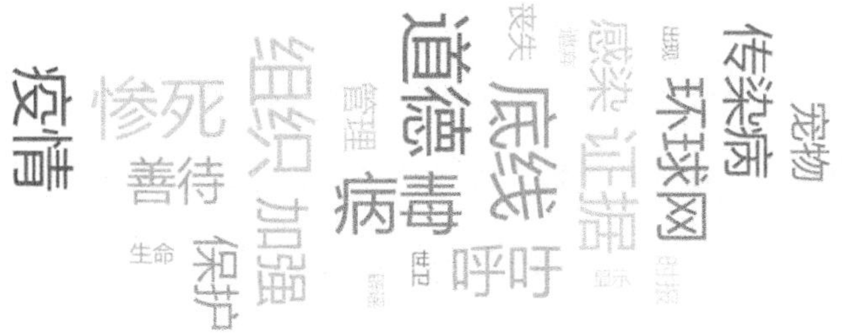

图 3-3 “辟谣！宠物不传染新冠肺炎”关键词

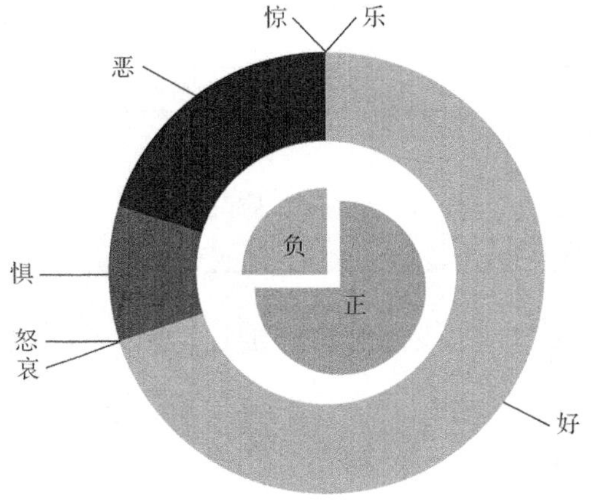

图 3-4 “辟谣！宠物不传染新冠肺炎”情绪词比例

3.5 实证研究结果及分析

本章中的变量包括连续性变量，如转发数、评论数、粉丝数等，也包括二元变量，如是否含有@、图片、链接等。结合其变量的多样性，本章选择 Stata 软件进行回归分析。

3.5.1 描述性统计与相关性分析

在进行回归分析之前，本章首先根据微博爬虫获取的 2064 条关于“新型冠状病毒肺炎”的辟谣博文，对辟谣信息的转发数、文本媒介丰富度、信息情绪性、发布者特征等变量，进行描述性统计分析，分析结果如表 3-2 所示。

表 3-2 描述性统计分析表

变量	样本数量	均值	标准差	最小值	最大值
repost	2064	57.03973	527.8084	1	16502
fans	2064	2375108	7909132	2	200000000
emotion	2064	52.8365	43.92465	0	89.81
comment	2064	50.69816	359.5836	0	13078
media	2064	3.25436	2.827867	0	25
day	2064	13.65165	14.3826	0	51
identity	$identity_1$:1508 $identity_2$:194 $identity_3$:184 $identity_4$:16				

由上述统计结果可知，因变量的均值远小于标准差，说明辟谣信息的转发数量呈现离散分布。

同时，本章还对变量的相关性进行检验分析，得到结果如表 3-3 所示。可以看到，除了表示认证类型的 $identity_1$、$identity_2$、$identity_3$、$identity_4$ 之外，其他各变量之间均无较强相关性。同时，由于各变量之间相关系数均小于 0.7，且最大方差膨胀系数 VIF 值为 2.85，小于 10，表明模型不存在多重共线性，可用于构建回归模型。

表 3-3 相关性分析表

	1	2	3	4	5	6	7	8	9	10	11
1	1.00										
2	0.44***	1.00									
3	0.23***	0.17***	1.00								
4	−0.06***	−0.03*	0.01	1.00							
5	0.03**	0.01	−0.03*	0.03	1.00						
6	0.01	0.02	0.13***	0.06***	0.10***	1.00					
7	−0.02	−0.01	−0.07***	−0.05**	−0.05**	−0.53***	1.00				
8	0.03	0.00	−0.03	−0.01	−0.01	−0.51***	−0.10***	1.00			
9	−0.00	−0.01	0.02	−0.04*	−0.00	−0.14***	−0.02	−0.02	1.00		
10	0.02	0.02	0.04**	−0.02	0.08***	0.10***	−0.03*	−0.07***	0.00	1.00	
11	0.14***	0.05	0.03	0.00	0.08	0.03*	−0.07	−0.04	−0.02	0.03	1.00
VIF		1.04	1.06	1.01	1.03	2.85	1.99	1.96	1.09	1.02	1.33

注：1-repost；2-comment；3-fans；4-day；5-media；6-gov；7-med；8-per；9-int；10-mention；11-emotion。
*表示在 0.1 水平上显著相关。
**表示在 0.05 水平上显著相关。
***表示在 0.01 水平上显著相关。

结合相关性分析的结果，本章可对模型中的假设进行初步判断。由相关性检验可得，辟谣信息的转发数与信息讨论热度、信息情绪性、发布时间、媒介多样性以及发布者粉丝数均有较为显著的相关关系。其中辟谣信息传播程度与其发布时间呈显著负相关，与其他变量呈显著正相关。辟谣信息发布时间、媒介丰富度以及发布者粉丝数与发布者认证情况之中的政府认证和媒体认证之间显著相关。由此可以说明，官方账号的民众公信力和信息获取速度都要优于个人账号。除此之外，辟谣信息的讨论热度与信息发布者粉丝数呈显著正相关，与发布时间呈显著负相关。由此可见，辟谣者粉丝越多，其发布的信息的阅读量和关注度会越高，由此引发的讨论热度也就越高。而距离事件爆发时间越长，网民关注度降低，讨论热度也会降低。

同时，在本章研究的四种微博认证账号中，除了政府认证账号发布的辟谣信息有较为显著的情绪正向性外，其余三种账号的认证情况与辟谣信息情绪性均呈现负相关。由此可知，当网络上大范围爆发不实信息时，为了平复网民的消极情绪，传播真相和正能量，政府（官方）发布的辟谣信息均是较为积极和客观的，而媒体账号和个人账号，为了吸引用户关注，引发讨论，增加自身热度，发表的辟谣信息可能会含有一定的个人主观情绪和较为激进的言论。

3.5.2 回归分析

本章以辟谣信息的转发数 repost 作为因变量，同时也是一个计数变量，且标准差远大于均值，因此在此次研究中，采用负二项回归进行假设检验，构建回归模型。回归模型如式（3-1）所示：

$$\begin{aligned}\text{repost} = \beta_0 + \sum_i \beta_1 \text{identity}_i + \sum_i \beta_2 (\text{emotion} \times \text{identity}_i) + \beta_3 \text{fans} + \beta_4 \text{media} \\ + \beta_5 \text{comment} + \beta_6 \text{emotion} + \sum_a \beta_7 \text{mention}_a + \beta_8 \text{day} \qquad (3\text{-}1)\end{aligned}$$

式中，i 取值 1～4；a 取值 0～1。i 和 a 均为整数。

本章利用 Stata 软件进行回归分析，得到的结果如表 3-4 所示。其中模型 1 只考虑了信息发布者特征、信息内容特征以及文本特征对辟谣信息传播效果的影响。模型 2 中加入了发布者身份认证对信息情绪性的调节作用，是本章提出的完整模型。

表 3-4 回归结果

变量	模型 1	模型 2
comment	0.607***	7.445***
emotion	5.638	11.201***
fans	0.000***	3.602***
gov	−14.724	2.741
med	−3.285	−0.880
per	−51.802	−4.372*
int	−8.927	−0.057
media	11.167***	7.745***
mention	5.221	3.375
day	−0.788***	−0.277***
emotion×gov		14.214**
emotion×med		3.435*
emotion×per		−8.659

续表

变量	模型 1	模型 2
emotion×int		−1.145
认证类型调节作用		√

注：*表示在 0.1 水平上显著相关。

**表示在 0.05 水平上显著相关。

***表示在 0.01 水平上显著相关。

回归结果显示，文中辟谣信息转发数量与辟谣信息内容特征、文本特征以及发布者特征等自变量在 0.01 水平上显著相关，且模型拟合度较好。

3.5.3 假设检验与结论

针对回归分析结果，本章从辟谣信息内容特征、发布者特征、文本特征、发布日期这四方面进行分析，结合假设检验，得出如下结论。

1. *辟谣信息内容特征对传播效果的影响*

1）辟谣信息表述的正向性有助于其传播

根据回归结果，辟谣信息情绪性（$\beta_7 = 11.201$，$\text{sig} < 0.01$）与转发数量之间存在显著的正向相关性，即辟谣内容表述得越正面，越积极，微博转发量越大。重大突发公共卫生事件发生时，民众面对谣言极易陷入恐慌，不知所措。此时，客观积极地澄清言论可以在一定程度上平复民心，消除网民负面情绪，从而阻断谣言无限制传播，假设 H1 得到验证。

2）辟谣信息讨论热度越高转发效果越好

当一篇博文引发大众热烈讨论时，出于好奇和从众心理，网民会纷纷进行围观及转发，这也就导致辟谣信息的讨论热度（$\beta_5 = 7.445$，$\text{sig} < 0.01$）越高，其转发量越大。同时，结合信息论据理论，信源吸引力和论据吸引力是相互独立的，被网民热烈讨论的辟谣信息，转发量高于讨论热度较低的辟谣信息。结合相关性分析，讨论热度与发布者认证并无显著相关性，假设 H2 得以验证。

2. 辟谣信息发布者特征对传播效果的影响

1）辟谣信息发布者身份类型对传播效果的影响

由回归结果可知，个人身份类型（$\beta_1 = -4.372$， $sig < 0.1$）与转发数量之间存在显著负向相关关系，而政府认证、媒体认证和达人认证类型与转发量之间的关系并不显著。由此可知，在重大突发公共卫生事件背景下，网民受到外界环境的影响，以及内心焦虑情绪的煎熬，更倾向于对自己关注的辟谣信息进行转发。总的来说，重大突发公共卫生事件背景下，由微博认证用户发布的辟谣信息，其传播的范围不一定比非认证用户发布的辟谣信息传播范围大，假设 H3 不成立。

2）辟谣信息发布者粉丝多有助于其传播

发布者粉丝数（$\beta_3 = 3.602$， $sig < 0.01$）对辟谣信息的传播效果有显著的正向影响。微博用户发布信息时，关注他的粉丝会收到相关通知，提醒其前往查看。因此，粉丝群庞大的博主，在其辟谣信息发布的初期就受到了更多的关注，由此辟谣信息能够更加广泛地被传播，假设 H4 得以验证。

3）信息内容情绪性对转发的影响受到发布者身份的调节

关于辟谣发布者身份对信息情绪性的调节作用，由上述回归结果可知，政府认证与情绪性的交互项（$\beta_2 = 14.214$， $sig < 0.05$）、媒体认证与情绪性的交互项（$\beta_2 = 3.435$， $sig < 0.1$）和转发数量之间存在显著的正相关关系。而个人认证与情绪的交互项、达人认证与情绪的交互项和辟谣信息转发数量之间没有显著相关性。可见，同样的辟谣信息，由官方发出的会更具有影响力。因此，信息内容情绪性对转发的影响受到发布者身份的正向调节，假设 H5 得以验证。

3. 辟谣信息文本特征对传播效果的影响

1）辟谣信息媒介的多样性正向影响传播效果

在辟谣信息文本特征方面，其媒介的丰富性（$\beta_4 = 7.745$， $sig < 0.01$）与辟谣信息的转发数量有显著的正向相关性。这个结果表明，图片、链接以及话题等有助于吸引用户，加深用户对信息的印象，引发用户关注，从而促使其转发，假

设 H6 得以验证。

2）辟谣信息中提及他人对传播效果没有显著影响

辟谣信息中是否提及他人对信息传播没有显著影响。辟谣信息中的提及（@）多是针对官方账号或媒体账号，而在重大突发公共卫生事件背景下，微博谣言甚嚣尘上，辟谣信息数不胜数，信息的爆炸给各类官方账号的运营者带来的工作难以计数，这也就使得他们没有时间对网络用户的提及（@）一一予以回复。假设 H7 不成立。

4. 辟谣信息发布时间对传播效果的影响

微博辟谣信息发布的日期距事件爆发的时间越久，其转发量越小（$\beta_8 = -0.277$，$\text{sig} < 0.01$）。微博上谣言的传播具有周期性，它往往伴随着事件的发生而产生，经历扩散、爆发，最终因为事件的热度消失而消亡。而辟谣信息作为一个谣言的附属产物，它的传播也具有周期性，且传播周期与谣言类似。结合回归结果可知，随着时间的推移，微博事件热度不断降低，用户对辟谣信息的转发量也不断减少，假设 H8 得以验证。

总体来说，假设 H1、H2、H4、H5、H6、H8 得到验证，假设 H3 和 H7 不成立。重大突发公共卫生事件下，辟谣信息的传播受到发布者、信息内容和发布时间等多方面的影响。发布者粉丝越多，其发布的辟谣信息传播范围越大；而在信息内容方面，内容积极客观、包含丰富媒介的信息能得到更广泛的传播。同时信息内容的情绪性还受到辟谣主体认证类型的调节。

3.6 本章小结

1. 研究结论

本章以 S-R 模式和 TAM 为基础，构建理论框架，结合生命周期理论、议程设置理论、媒介丰富性理论提出假设，探讨了重大突发公共卫生事件下社交媒体用户辟谣信息传播行为的影响因素。实证研究结果表明，在 COVID-19 疫情背景下，微博中的信息讨论热度、媒介丰富性、情绪正向性、发布者的粉丝规模四个因素均对辟谣信息的传播范围存在显著的正向影响，此外事件发展周期性也对辟谣信息的传播范围存在一定影响。本章还发现，辟谣信息内容的情绪正向性对辟谣信息传播行为的影响，受到发布主体的认证程度的调节。同样的辟谣信息，官方认证的传播范围更广。

2. 策略建议

本章从辟谣信息传播行为的角度出发，探究重大突发公共卫生事件背景下，影响辟谣信息传播的因素。对于重大突发公共卫生事件下网络谣言的治理和澄清，很多学者曾进行过多样化的研究，并提出了不同的方法，包括阻断谣言传播路径从而阻止谣言传播、隔离谣言传播的节点、加强平台监管力度、增强公众的法律认识等。然而，在重大突发公共卫生事件背景下，上述方法所需要的技术要求过高、时间周期过长，辟谣效率较低。本章认为，在重大突发公共卫生事件发生时，应从辟谣信息本身入手，通过辟谣信息的传播，直接高效地达到否定和澄清谣言的目的。通过研究广泛传播的辟谣信息的相关特征以及环境属性，侧面对网民的偏好和认知有一定的了解，通过改变辟谣信息，从而吸引网民进行传播扩散。因此，本章从辟谣信息传播行为的影响因素入手，结合议程理论、媒介丰富度理论、生命周期理论等，对辟谣信息的管理和传播扩散提出相关建议，从而希望能够通过网络上的正面引导，改变民众错误观点，消除消极情绪，澄清不实信息，提高重大突发公共卫生事件下辟谣的效率。本章给出的策略建议如下。

（1）坚持辟谣的客观态度，增加正面性表述。

研究结果表明，辟谣内容的正面性和积极的表述对其传播有着积极的影响。面对突发性事件，网民容易被网络上不明来源却言之凿凿的不实言论所迷惑，从而引发恐慌。而群体恐慌一定程度上又会孕育出更多的谣言，由此恶性循环。官方应当以积极肯定的态度，本着实事求是和客观评价的原则，对网络上的不实言论进行回应，平复民众情绪，引导大家相信真相，从而阻断谣言的进一步扩散。

（2）积极参与舆论引导，增强辟谣热度。

面对不实言论的大范围扩散，辟谣信息处于一个相对弱势的地位，要想阻断谣言的传播，首先要让民众看到并接受辟谣信息。结合本章研究，无论信源特征如何，支持性的论据都会提高民众的信服程度。因此政府应该合理安排资源，对辟谣信息进行积极的舆论引导，提升评论的质量，增加讨论热度。从而使用户将注意力从谣言上转移过来，吸引用户参与互动，促使其相信并转发真实信息，减少不实言论对互联网秩序的影响。

（3）注重官方主动回应，及时增加互动。

针对已有的谣言，官方部门有义务也有能力及时了解事情真相，并对网络上提出的质疑和不解统一予以回复。研究结果表明，事件发酵的时间长度对辟谣信息的传播有一定的影响。事件爆发期间，民众积极参与讨论，对事件发展投入了较多的精力，此时谣言也更容易乘虚而入。而真相的及时发布，将减少谣言的发酵时间，从而有效地阻止谣言扩散。同时官方主动增加互动也会在一定程度上减少从众效应和逆火效应给群众带来的逆反心理，更好地促进民众对辟谣信息的吸收和理解。

（4）完善相关法律规范，加强民众自我约束能力。

面对突发性的、进展不可预料的重大事件，民众的恐慌和不安是难免的。此时，社交媒体作为一个可以发表观点、交流情报的媒介，也充当了民众宣泄负面情绪的平台。在这时，进行谣言的强制清除和阻断反而会被民众认为是心虚的表现，同时由于逆火效应，会促进谣言的进一步传播。因此，在平日里，有关部门应当制定相关管理规范，并及时进行监督反馈，让民众改变对待网络谣言的随意态度，同时适当增加惩罚措施，对引起重大危害的谣言的散布者，处以相应的刑事处罚。通过使民众对网络谣言产生正确认识，同时提高其自我约束能力，来达到谣言治理的目的。在平日里做好积累，才能在面对重大突发公共卫生事件时更加从容。

3. 研究局限

然而，本章还存在一些不足，本章主要从辟谣信息发布者角度切入进行研究，结合 S-R 模式和 TAM，加入生命周期理论，研究重大突发公共卫生事件下辟谣信息传播行为的影响因素。但社交网络中信息传播可以是双向的，本章并未考虑接收者特征对辟谣信息传播行为的影响。针对这一部分还需要进一步建模，并进行分析和验证。

此外，影响辟谣信息传播的因素还有很多，在未来的研究中还可以从用户心理认知入手，探究信息发布者以及接收者偏好等因素对辟谣信息传播的影响，从而丰富对辟谣信息的相关研究。总之，对社交媒体上辟谣信息传播行为影响因素的研究，对于重大突发公共卫生事件下谣言的治理以及澄清有着很重要的作用，这也为我国社交媒体平台上的辟谣提供了新的思路，为辟谣信息的管理给出了一定的理论参考。

4

重大突发公共卫生事件中社交媒体谣言转发行为预测

4.1 概述

随着社交媒体（如国内的微信、微博，国外的 Twitter、Facebook 等）的飞速发展，信息传播的速度和范围也不断提升，在满足人们了解实时资讯需求的同时，也经常会扰乱公众对事件的正确认知。目前处于社会转型期的中国，面临着各类突发公共事件的挑战，当下的 COVID-19 疫情就引发了大量相关谣言的传播，如“双黄连口服液能抑制病毒”“燃放烟花可以预防病毒”等[122]，都使公众对新冠肺炎产生了错误认识，引发了一系列非理性行为，严重影响了社会的和谐与稳定。

移动互联网技术为社交媒体提供了良好发展机遇，网络媒体由此集成了信息收集和扩散两大功能，为人们提供了一条高效的信息传播渠道。但社交媒体也是一把“双刃剑”，在给公众带来准确信息的同时，也带来了很多网络噪声信息，混淆了人们的正确认知。特别是在突发公共事件背景下，社交媒体上各类信息传播速度很快，政府也需要一定的反应时间完成应对处置。在此期间，公众容易受到噪声信息的干扰，产生不良情绪，进而相信一些非官方言论。这些言论中可能包含部分谣言，使人们对事件产生揣测和抵触心理，进而在社交媒体上迅速传播，使得其他不知情的网民也随之陷入“谣言漩涡”，严重破坏了网络秩序。随后，情绪和信息从线上网络逐渐传递到线下社交网络中，造成不良后果[123]。

现有研究表明，“SARS 舆情”之所以出现转机，关键在于《南方都市报》用大量篇幅对事件进行了详细的报道，给予公众充分的信心，非常有效地遏制了谣言的泛滥[124]。由此可见，即便是在舆情严重泛滥时，官方言论也起到了快速遏制谣言的作用。然而，政府需要一定的反应时间，干预策略往往滞后于舆情出现[125]，而在舆情初期民众更容易被虚假的信息引导。因此，深入分析社交媒体中谣言转发行为的驱动因素，并基于此建立模型对个体谣言转发行为进行有效预测，有利于相关部门制定科学有效的谣言控制策略，进而维系社会的和谐与稳定。

本章主要研究社交媒体中个体的谣言转发行为，在不同国家以及不同的文化背景下，社交媒体用户具有的立场、观点倾向、价值观念等均存在一定的差异，因此立足中国情境，并以国内社交媒体平台作为研究对象，具有重要的现实意义。目前，微博已经成为国内网民信息分享和各类舆情传播的重要载体之一。本章以微博为研究平台，构建了基于 CNN 的谣言转发行为预测模型，并在模型中引入了用户历史核心微博文本、谣言关注度、事件关注度、反应时间和微博频率等作为特征向量，最后利用该模型对 COVID-19 疫情背景下的微博用户谣言转发行为进行了预测，以验证模型的有效性。本章的研究为揭示社交媒体中个体谣言转发行为的产生机理，并有效识别潜在的谣言转发者，提供了方法和工具。

在社交媒体中，谣言对用户行为产生的影响主要包括点赞、评论和转发，其中转发行为导致了谣言信息在社交网络中不断传播。通过对实际谣言转发数据集进行统计分析可知，产生点赞、评论和转发行为的用户中，选择转发谣言的比例往往相对较少，导致实际的谣言转发数据集存在明显的不均衡性，而 CNN 对不均衡数据较为敏感，其预测结果容易向多数类样本倾斜，造成模型预测效果不佳。因此，本章在基本 CNN 模型基础上，建立了一个改进的谣言转发行为预测模型——CNN-SMOTE-SVM 模型。

本章的主要创新可以归为以下两点：

（1）基本的 CNN 对不均衡数据较为敏感，其预测结果容易向多数类样本倾斜，从而降低了模型的预测性能。为了减轻数据不均衡对模型造成的影响，提高预测水平，本章在对数据进行预处理后，使用合成少数类过采样技术（synthetic minority oversampling technique，SMOTE）算法对数据集进行过采样，以增加少数类样本的数量；同时用更有效处理不均衡数据的支持向量机（support vector machine，SVM）取代全连接层，将输出的特征放入SVM进行训练，得出最终预测结果。实验结果表明，基于CNN-SMOTE-SVM的预测模型可以获得更优的预测效果。

（2）考虑到不同个体对不同类型事件的敏感程度具有一定的差异，所以对相应事件谣言的关注程度和转发倾向也不尽相同。如在2019年至今的COVID-19疫情中，“居家隔离”防控措施的实施，使得部分用户过分关注社交媒体中的疫情动态，情绪极易受到疫情的影响，进而对于由疫情引发的各类谣言信息更为关注和敏感。为此，本章在构建的模型中，引入了“事件关注度”作为特征向量，从而使该模型能够对COVID-19疫情等具有较大影响力的突发公共事件所引发的谣言转发行为进行更为有效的预测。实验结果表明，该特征的引入从一定程度上提高了模型的预测性能。

4.2 相关研究

4.2.1 社交媒体中转发行为预测研究

随着信息技术的飞速进步，以及全球范围内网络的普及、移动终端的智能化发展，越来越多的人通过社交媒体平台获取和发布信息[126]。在社交媒体中，转发预测能够有效进行话题检测和影响力评估[127]，并在舆情监控、广告投放、商业决策等领域具有重要意义[128]。目前，国内学者的相关研究大多基于微博平台，国外学者则主要以Twitter、Facebook等为载体。

学者往往根据大量社交媒体平台数据，对可能影响用户转发行为的因素进行统计分析，进而挖掘相关特征并加以建模。比如，结合用户属性、社交关系和微博内容等几类特征，使用机器学习方法预测转发行为[129]；对微博上的各类特征进行重要性分析，提出基于特征加权的预测模型[130]；在提取特征后，采用逻辑回归预测用户转发行为，并融入个体差异，建立了一种基于行为预测的信息传播模型[131]；考虑到推文传播与传染病传播的相似之处，基于医学领域中研究传染性疾病传播的流行病模型，提出了预测微博中推文传播行为的建模方法[132]；提出根据用户影响力、活跃度、兴趣相似度、亲密度和内容重要性五项特征进行转发行为预测的SVM 算法[133]；输入历史 Twitter 文本，选用 Google 新闻语料训练的 word2vec 词典量化词向量，构建了基于注意力的 CNN 模型，预测用户的转发行为[92]；考虑用户作为作者和转发者的行为差异，使用主题模型进行预测[134]；使用互信息理论从转发的文本提取特征，计算所提取特征与用户的相关性[135]。

不难看出，以上研究大多通过提取用户和信息文本的相关特征，建立数学模型，或者使用机器学习分类器，对社交媒体中的个体转发行为进行预测。然而并未对用户转发的信息属性，即谣言信息和非谣言信息进行明确区分。研究表明，相较非谣言信息，谣言信息更容易产生于舆情传播的前驱期，并在较短时间内迅速传播；谣言的发布者及转发者并非本身影响力较强，而更有可能是新用户或入住平台时间较短的用户；且与非谣言传播级联相比，谣言传播级联往往具有更大的深度。可见，谣言作为一种特殊的舆情信息，其传播规律与非谣言信息存在明显差异，而作为谣言传播演化内部驱动力的个体转发行为，与用户非谣言信息的转发行为也必然存在差异。因此，在构建谣言转发行为预测模型时，需要进一步深入分析影响社交媒体用户谣言转发行为的各种因素。

4.2.2 社交媒体中谣言转发行为预测研究

舆情是网络中用户分享信息、表达观点的重要体现，但其在传播过程中经常夹带着不符合客观事实，甚至是故意捏造的谣言。尤其在突发公共事件背景下，谣言容易造成公众恐慌，引发一系列不理性行为，扰乱经济社会的正常秩序，甚至降低政府公信力[136]。

目前，国内外学者主要使用微博、Twitter 和 Facebook 等社交媒体平台数据对谣言传播行为进行研究。然而，现有的研究更偏向于谣言的识别、澄清和阻断等方面。程亮等[137]基于反向传播神经网络（back propagation neural network，BPNN），改进激活函数，引入冲量项，检测话题在传播过程中是否演变为谣言；Yang 等[138]通过调查得到显式特征，卷积得到隐藏特征，构建了基于文本和图像信息的 CNN 模型，以识别虚假新闻消息；Sicilia 等[139]以健康领域为例，采用多种常用机器学习算法，设计了包括影响力和网络特征度量的谣言检测系统。

作为影响谣言传播深度和广度的重要内部动因，个体谣言转发行为研究日益得到学术界的重视，但其研究更多集中于舆情信息方面，此类研究的方法主要包括数学建模、统计学、机器学习和深度学习等。王辉等[140]提出了基于移动社交网络的轻信者-传播者-理性者（credulous-spreader-rationals，CSR）模型，研究谣言传播的动力学问题；Zhang 等[141]构建了用户-用户矩阵、用户-信息矩阵，使用概率矩阵分解技术预测用户的转发行为，同时结合协同过滤方法，提升预测精度；Wang 等[142]提出了混合共因子矩阵分解（hybrid-cofactor-matrix-factorization，HCFMF）模型，构建了用户-信息矩阵、信息-信息矩阵，进行矩阵概率分解；Ding 等[60]考虑转发者特征、内容特征、外部报道等因素，采用 BPNN 构建社交媒体用户转发预测模型；樊荣[143]考虑定性变量和定量变量的割裂问题，同时引入文本和定量变量，量化多个用户特征，预测了突发公共事件背景下社会化媒体用户的谣言转发行为。

这些文献在进行转发行为预测时，主要考虑用户的相关信息和文本内容，并提出相应的预测算法，以期提高预测性能。然而，现有研究在谣言这种特殊信息与非谣言信息之间，缺乏明确的区分，更多是作为舆情信息共同处理。因此，为了制定有效的谣言治理策略，即从根源上阻断谣言的传播，就必须将谣言和非谣言进行区分处理[144]。

在谣言传播过程中，个体对事件的兴趣和关注度，对其转发倾向起到很大作用，现有文献并未考虑到由事件属性的不同所引起的个体谣言转发行为的差异性。

因此，在构建模型时需要进一步提取出能够真实反映社交媒体用户在不同事件背景下，面对谣言信息时的心理行为倾向的特征向量，以实现个体谣言转发行为的有效预测。

在社交媒体平台中，用户个体在参与社交活动时兼具现实和虚拟两个身份，其传播行为符合心理学和社会学特点，如容易受“沉默的螺旋”效应影响[83]、相信未知事件的消息内容[145]、谣言传播类似传染病蔓延[140]。但社交媒体作为虚拟平台，社交行为具有匿名化的特点，使其传播特征与现实社会网络具有一定差异。例如，用户传播谣言通常与话题的敏感度无关[85,146]；用户之间的社会关系显著影响其传播意愿[87]；用户更愿意信任非匿名和影响力较大的传播者[86]；用户对未知产生焦虑，希望通知社交圈中的其他人，对谣言的真实性有一定的预期等[88]。

有学者从信息系统[147]、信息可信度[148]、危机沟通[149]以及环境认知[73]等方面分析了谣言和非谣言的传播特征差异。在早期，用户对未经证实的信息反应较快，对辟谣信息反应较为平淡[150]；谣言传播初期可能人数总量少，但深度较大，传播者中新用户占较大比例，且多次参与传播[151]；用户的相关信息，如注册时长、粉丝数、关注数、微博数等会影响谣言传播行为[139]；话题的热度能够影响用户的谣言传播行为，热度越高，用户越容易进行传播[138]；文本的情感有多种形式分类[91]，蕴含激活情绪的谣言文本更容易引起转发[90]。

可见，用户的谣言转发行为是由多种因素共同决定的，提取出关键特征，对于提升模型的预测性能具有重要意义。

4.2.3 不均衡数据处理

现有的社交媒体谣言转发行为预测研究主要通过分析影响个体谣言转发行为的影响因素，构建特征向量，并利用不同的机器学习模型进行预测。然而，现有研究往往忽略了谣言数据集具有的不均衡性，会对模型预测性能造成影响。在社交媒体中，信息对用户的影响可以从推文下方的点赞、评论和转发的数量直接体现。通过实际爬取的谣言转发数据集可以看出，由于转发机制的特殊性，不论是谣言还是非谣言微博，转发的数量一般都远远少于点赞和评论的数量，即通常情况下谣言转发数据都是不均衡的，而这种不均衡性会从一定程度上影响模型的预测性能。现有研究主要从以下两个角度来解决该问题。

（1）数据集处理。在数据不均衡的情形下，典型的数据集处理方法有两种：过采样[152-154]和欠采样[155-157]。①过采样是指通过复制或者根据样本规律，生成更多少数类样本，使数据趋于均衡。该方法的缺点是由于增加了少数类样本的信息，放大了该类样本的影响力，可能引起模型过拟合。②欠采样是指通过删除多数类样本，使数据趋于平衡。该方法的缺点是造成多数类样本的大量数据浪费，可能丢失关键信息，过拟合或者欠拟合都会发生。

（2）模型改进。将更适用于处理不均衡数据的算法代替模型中对不均衡数据较为敏感的部分，是减轻其负面影响的重要方法。Kang 等[157]指出，SVM 算法在不均衡数据上的表现相对其他机器学习算法更加优异，并提出了一种基于欠采样的改进 SVM 模型；Girshick 等[158]使用 SVM 对 CNN 提取的特征分类，提出 Region-CNN 模型，被广泛用于处理目标检测中的数据不均衡问题。

4.2.4 文献评述

本章拟对社交媒体中用户的谣言转发行为进行预测，从而为科学有效地进行网络空间中的谣言治理提供依据。现有相关研究在以下几个方面尚显不足。

（1）现有研究很少专门针对谣言信息进行转发预测，更多的是模糊了舆情的属性概念，即在舆情传播行为分析中，并未对谣言与一般舆情的文本属性进行区分。然而，分析可知，在特定事件背景下用户面对谣言与非谣言两类信息时的个体转发行为存在明显差异。因此，已有的社交媒体个体行为预测模型无法对谣言转发行为进行有效预测。

（2）部分研究主要从谣言文本内容、用户心理特征等角度出发，构建谣言转发行为预测模型的特征向量，却忽略了用户对引发谣言事件的关注程度对其转发行为的影响。以 COVID-19 疫情为例，用户对事件的持续关注将会对其谣言转发行为产生重要影响。因此，在构建的模型中有必要将用户对相关事件的关注程度作为一个量化特征。

（3）现有研究往往忽略了实际谣言数据集具有的不均衡性。部分研究采用过采样或欠采样的方法进行不均衡数据处理。然而，考虑到推文文本和用户相关信息的信息量大，贸然使用欠采样方法删除多数类样本，很容易造成关键信息的丢失。为此，本章选取过采样方法中较为成熟的 SMOTE 算法，根据少数类样本的规律生成数据。同时，为了避免过拟合，控制生成的样本数量比例，在算法上考虑到 SVM 处理不均衡数据的优越性，本章用其代替 CNN 中的全连接层，对特征进行训练。

4.3 基于 CNN-SMOTE-SVM 的谣言转发行为预测模型

4.3.1 卷积神经网络

在传统的全连接神经网络中，输入数据的信息能够全部得到利用，但是本章的输入是中文文本转化的词向量，数据量较大，运算会变得十分复杂，极其耗费时间，因此，本章需要选择一种更为合适的神经网络来构建模型。

CNN 提出后被广泛用于图像处理等计算机视觉相关领域，通过卷积、激活、池化等操作，提取出图像的特征空间作为全连接层的输入，并进行分类，工作原理如图 4-1 所示。

在文本数据中，一个词语及其上下文经常是高度相关的，形成具有区分性的局部特征；CNN 相邻的两层之间不完全连接，通过过滤矩阵提取局部特征，降维的同时保留关键信息。根据以上两个特点，学者对 CNN 如何应用于自然语言处理领域进行了研究，Kim[159]通过词向量量化方式，提出 Text-CNN 及其各种应用方式，将 CNN 引入文本分类领域；Zhang 等[160]使用控制变量法对 Text-CNN 的有效性进行实验验证，证明其模型效果优异，能够有效提取文本中的关键信息。同时，CNN 作为神经网络的变形，能够简便地加入定量特征进行运算。

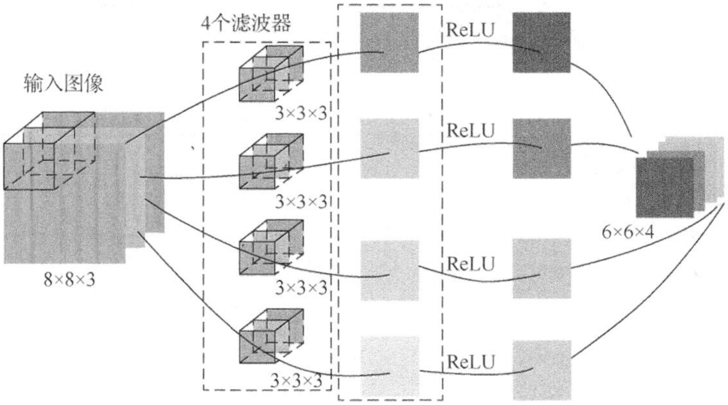

图 4-1　CNN 的基本工作原理①

基于以上原因，本章基于 CNN 对社交媒体中个体谣言转发行为进行预测，提取核心文本信息构建特征，与其他定量变量共同作为模型的特征向量。此外，本章将 SMOTE 算法和 SVM 模型引入基本 CNN 中，以减轻数据不均衡性带来的影响。

4.3.2　SMOTE 算法

在社交媒体中，普遍存在点赞和评论数量远多于转发数量的现象，谣言微博中用户的表现也是如此，爬取的个体谣言转发行为数据集存在明显的不均衡现象，而该不均衡现象对 CNN 的预测性能具有较大影响，导致模型的预测结果偏向多数类样本类别，从而使得模型泛化性能较差。解决数据不均衡问题，可以从数据集入手，方法主要有两种：①过采样，通过复制来增加少数类样本的数量，该方法可能造成模型过拟合；②欠采样，通过删除来减少多数类样本数量，该方法则可能造成关键信息的丢失。

综上考虑，为了避免关键信息丢失和模型过拟合，本章决定采用过采样方法

① 此图由知乎用户@蝈蝈发表，来源网址：https://zhuanlan.zhihu.com/p/42559190?utm_source=wechat_session&utm_medium=social&utm_oi=982900628695261184

中较为成熟的 SMOTE 算法[153]增加数据集中少数类样本的数量，同时，为了避免增加的信息过多引起过拟合，最终样本比例控制在 3∶1 左右。具体算法如算法 4-1 所示。

算法 4-1 SMOTE 算法

```
T = Amount of minority class
N = Amount of SMOTE
k = Amount of nearest neighbors
if N < 100
then Randomize T
T = (N/100)*T
N = 100
end if
N = (int)(N/100)
features = Amount of features
Sample[ ][ ]: array for original minority class
index: Amount of synthetic samples
Synthetic[ ][ ]: array for synthetic samples
for t in range (0, T):
Compute k nearest neighbors for t, and save in the set
Populate (N, t, set)
end for
Populate(N, t, set)
while N ≠ 0:
for f in range(0, features):
d = Sample[set[s]][f]−Sample[t][f]
g = random selected in range(0, 1)
Synthetic[index][f]=Sample[t][f]+g*d
end for
index++
N = N −1
end while
```

4.3.3 支持向量机

SVM 是经典的有监督机器学习方法之一，最早由 Vapnik 等[161]提出，随后得到不断完善；Cortes 等[162]提出软边距的非线性 SVM 并将其应用到字符识别问题中，得到了广泛关注，为随后 SVM 在各领域中的应用提供了参考。

SVM 的基本原理是通过铰链损失函数计算经验风险，并加入正则化项优化结构[163]，以求得一个能够将数据集划分开，并且几何间距最大的超平面。基础的线性 SVM 将样本表示为空间中的点，使两类样本被更宽的间隔分开。如图 4-2 所示，L_1 不能把两类样本分开，显然不是一个合格的分类器；L_2 虽然可以将两类样本分开，但是与样本距离较近；L_3 不仅能将两类样本分开，还与样本保持了很大的距离，可以容忍一些噪声数据，分类效果最佳。

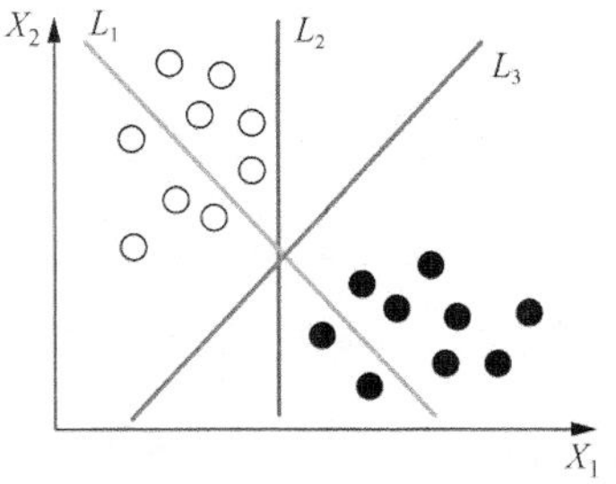

图 4-2 线性 SVM 原理

由于非线性问题更常见，核技巧被应用到线性 SVM 中，将其推广到非线性 SVM，其基本思路如图 4-3 所示，即通过一定的变换，将初始数据集从低维空间映射到高维空间，随后在高维空间中使用线性方法进行训练。

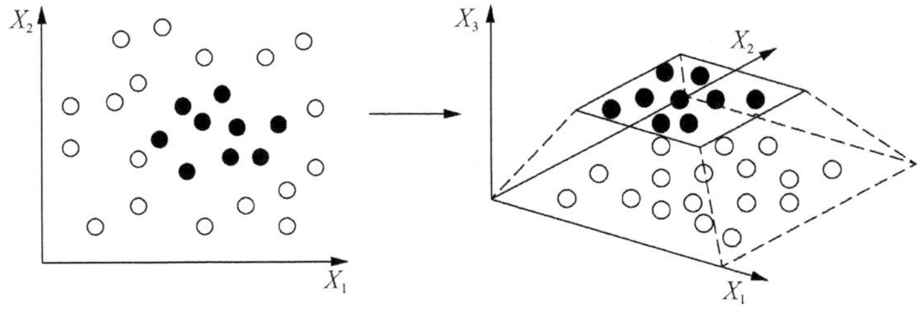

图 4-3 非线性 SVM 原理

4.3.4 基于 CNN 的基本模型构建

本章使用 CNN 作为基本框架，构建谣言转发行为预测模型。由于使用微博相关数据研究，训练语料多为中文文本，词语数量庞大，本章使用 word2vec 词向量量化方法对提取的核心微博文本进行量化，形成词向量集合。在进行词向量量化时，本章采用百度百科语料训练的中文 word2vec 词典，每一个词由 64 维组成，共 6115353 个词语。本章中的模型构建主要有两个依据：Kim[159]提出 Text-CNN，将 CNN 应用到文本分类的任务，利用多个大小不同的过滤矩阵提取句子中的关键信息，能够更好地提取局部信息，并给出多种应用场景；Zhang 等[160]以 Twitter 为研究对象，输入历史 Twitter 文本，选用 Google 新闻语料训练的 word2vec 词典，构建了基于注意力的 CNN 模型，预测用户的转发行为。

本章模型构建过程如下：

（1）建立基于 CNN 的基本模型，将核心微博文本量化为词向量，并通过 CNN 转化为定量变量，与其他定量变量共同优化神经元参数。

（2）分别引入 SMOTE 算法和 SVM 对基本 CNN 模型进行改进。

本章将微博文本转化为词向量，并在 CNN 模型中通过卷积、池化等操作完成降维，构成定量变量，再与其他定量变量在全连接层共同训练，构成基本模型，如图 4-4 所示。

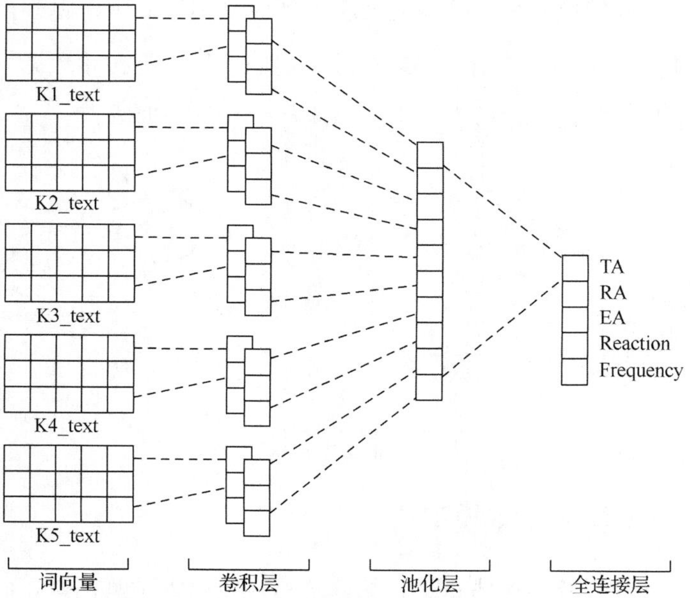

图 4-4　基于 CNN 的基本模型

在嵌入层，核心微博文本需要先量化为词向量，樊荣[143]指出，使用 word2vec

词向量量化方式的模型表现更加优异。因此，本章选取以百度百科语料训练的word2vec词典对分词进行量化，具体做法如下：首先将核心微博的文本分词，将每个词语转化为对应的词向量，按顺序拼接到一起，最终形成$64\times n$的文本矩阵。如式（4-1）所示，其中n表示分词后词语的数量，矩阵中的列代表词语对应的64维词向量。

$$v_w = [v_1, v_2, \cdots, v_n] \tag{4-1}$$

随后，$64\times n$的文本矩阵通过卷积层和激励层提取词语及其上下文的局部信息，完成降维。输出的结果与过滤矩阵和激活函数有关，过滤矩阵$w \in R^{l\times d}$，窗口长度为l，宽度为d，同时设定滑动步长为1，对文本矩阵进行$64-l+1$次内积运算，具体如式（4-2）所示：

$$\mathrm{vf}_i = f\left(w \cdot \begin{bmatrix} v_i \\ \vdots \\ v_{i+l-1} \end{bmatrix} + b \right) \tag{4-2}$$

式中，w为过滤矩阵；f为CNN中效果更佳的非线性激活函数ReLU，其公式为$f(x)=\max(0,x)$；b为偏置项。运算后得到特征集合，如式（4-3）所示：

$$\mathrm{vf} = [\mathrm{vf}_1, \mathrm{vf}_2, \cdots, \mathrm{vf}_{n-l+1}] \tag{4-3}$$

式中，$\mathrm{vf} \in R^{n-l+1}$为输入池化层的特征向量。本章依据最大池化（max-pooling）原则对其进一步降维，具体方法如式（4-4）所示：

$$\mathrm{vf}_{\max} = \begin{bmatrix} \max(\mathrm{vf}_1) \\ \vdots \\ \max(\mathrm{vf}_{n-l+1}) \end{bmatrix} \tag{4-4}$$

池化层产生一维矩阵并进入全连接层，其他特征向量从嵌入层直接进入全连接层，合并到一起进行运算，优化神经元参数。模型中可以有多个过滤矩阵，长度l可以不同，通过改变过滤矩阵中的l可以构建多个vf向量，并在池化层完成一维化。图4-4给出的基本模型中包含了2个过滤矩阵，文本矩阵经过卷积层后产生2个大小相同的一次矩阵，并在池化层拼接，完成最大池化操作，输出为全连接层的一个特征向量。

4.3.5 模型改进

本节在基本的 CNN 模型基础上，通过引入 SMOTE 算法和 SVM，分别构造多个改进的预测模型，以有效解决数据集的不均衡性。

1. 基于 CNN 的基本模型

基于 CNN 的基本模型如图 4-4 所示。该模型将特征向量输入全连接层进行训练，其预测流程如图 4-5 所示。

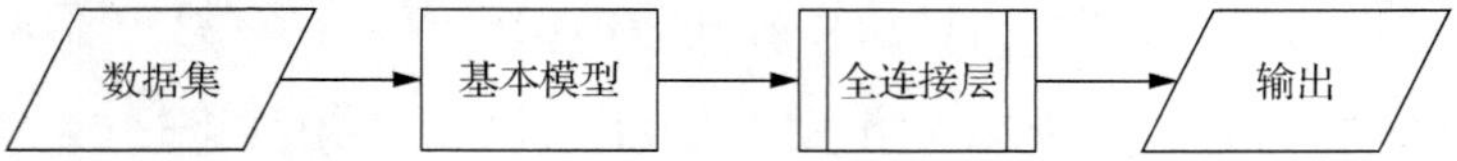

图 4-5　基于 CNN 的基本模型流程图

2. CNN-SMOTE 模型

本模型先用 SMOTE 算法对训练集进行过采样，再延续基本模型运算，将特征输入全连接层，进行训练，流程如图 4-6 所示。

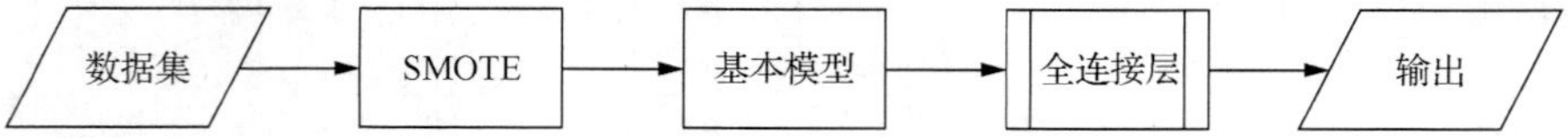

图 4-6　CNN-SMOTE 模型流程图

3. CNN-SVM 模型

本模型用 SVM 代替基本模型中的全连接层，对特征进行训练，流程如图 4-7 所示。

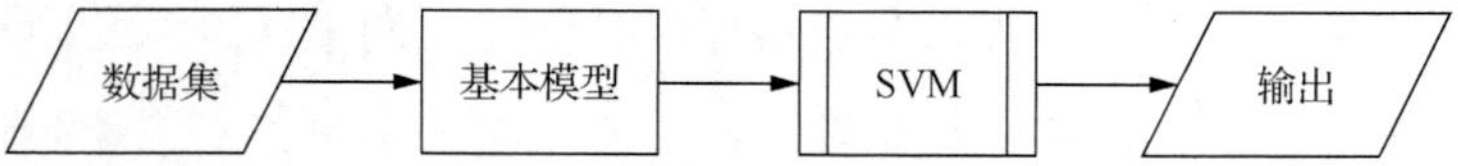

图 4-7　CNN-SVM 模型流程图

4. CNN-SMOTE-SVM 模型

本模型先用 SMOTE 算法对训练集进行过采样，再用 SVM 代替基本模型中的全连接层，对特征进行训练，流程如图 4-8 所示。

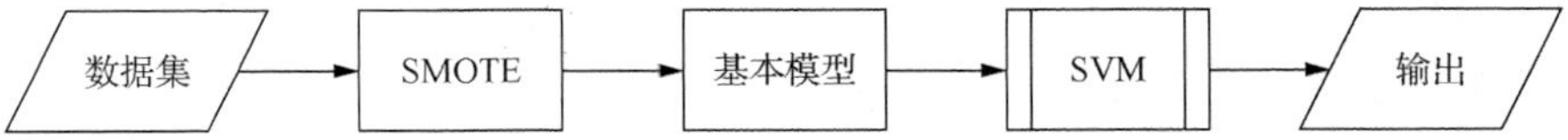

图 4-8 CNN-SMOTE-SVM 模型流程图

在 CNN-SMOTE 模型和 CNN-SMOTE-SVM 模型中，为了避免过采样复制信息过多引起过拟合，样本比例控制在 3∶1 左右。

4.4 特征向量构建

4.4.1 特征向量描述

特征向量的选取是否恰当，对于模型预测性能的好坏具有重要影响。因此，本章基于现有文献，分析了影响社交媒体用户谣言转发行为的多方面因素，进而从谣言文本内容、用户特征和事件特征三个方面，提取文本信息及定量变量，作为模型的特征向量。本章构建的五个特征向量如表 4-1 所示。

表 4-1 谣言转发行为预测模型特征向量

特征向量	符号表示
核心微博文本	TA
谣言关注度	RA
事件关注度	EA
反应时间	Reaction
微博频率	Frequency

用户的历史微博文本往往蕴含了其过往的兴趣爱好和情感倾向，而在文本中一个词语及其上下文经常是高度相关的，形成具有区分性的局部特征。因此，本章使用 K-means 算法提取用户的核心微博文本，并用 CNN 提取出其中的关键信

息，进而构建了核心微博文本特征向量。

现有文献表明，如果微博存在大量争议，则其为谣言的可能性很大，这意味着个体对谣言的关注度越高，历史转发中会存在更多带有争议性的微博，也越可能在未来的舆情传播中转发谣言微博[150]。因此，本章根据用户历史转发微博的争议性构建了谣言关注度指标。

突发公共事件分为自然灾害、事故灾难、公共卫生事件、社会安全事件四类，每类事件之间也存在一定差异，用户会根据自己的兴趣爱好把主要精力投入更关心的事件。因此，本章引入事件关注度作为模型的一个特征向量。

用户对事件信息的反应时间及在平台上发布微博的频率，与用户转发行为有一定关联[143]，并且，政府的干预策略往往是滞后的[125]，即在谣言传播发生的前期缺乏有效干预，而公众却更希望能够快速获取事件的相关信息，造成对信息的时效性非常敏感。同时，用户的活跃度越高，则更容易接触并转发谣言，活跃度可以在用户发布微博的频率上得到体现。因此，本章引入用户反应时间和微博频率作为特征向量。

4.4.2 核心微博文本提取

历史微博能够充分体现用户过往的倾向和偏好，也是本章预测模型的主要依据。活跃微博用户的历史微博很多，并且在数量上存在明显差异，受谣言微博影响（点赞/评论/转发）的用户也是如此。为了保持在模型中输入数量的一致性并减轻计算压力，本章从用户的历史微博中提取出具有代表性的微博，以代表其情感倾向和兴趣偏好，进一步反映过往的舆情传播倾向。由于每个用户之间的倾向会存在差异，无法给出明确的学习目标，所以采用 K-means 算法——一种成熟的无监督学习算法，来提取用户的核心微博。

本章借鉴了王彬宇等[164]提出的初始簇心选择和迭代方法，定义文本 x 与文本 y 的距离为 $d^c = 1 - \cos(x, y)$，如果算法未收敛，将距离当前簇心最远的点作为下一代簇心，直至收敛。为了避免初始簇心的随机选择可能引起的局部最优解，重复多次运行 K-means 算法，最后取平均结果。计算得到 K 个簇心后，将其对应的微博文本定义为核心微博文本，本章的 K 取 5[141]。本章采用的基于 K-means 的核心微博提取算法如算法 4-2 所示。

算法 4-2 基于 K-means 的核心微博提取算法

```
Random select a cluster: γ_1
for i in range(K-1):
    for each text t_i :
        compute possibility of t_i to be next cluster with:
```

$$p_{ti}=\left(\frac{1}{2}d^2(t_i,\gamma_{\text{best}})\right)^2/\sum\left(\frac{1}{2}d^2(t_i,\gamma_{\text{best}})\right)^2$$

```
    end for
end for
K clusters are obtained: γ_1, γ_2, γ_3, γ_4, γ_5
while not convergent:
    for each tweet for each text t_i :
        compute its cluster with:
```

$$c^i=\arg\min_j(1-\cos(x,y))$$

```
    end for
    for each cluster j :
        compute possibility of t_i to be next centroid with:
```

$$p_{ti}=\left(\frac{1}{2}d^2(t_i,\gamma_j)\right)^2/\sum\left(\frac{1}{2}d^2(t_i,\gamma_j)\right)^2$$

```
    end for
end while
```

4.4.3 定量变量

1. 谣言关注度

微博的争议性主要由该微博评论的情感倾向表现，而评论数量多的微博一般比数量少的微博争议性大。根据现有中文词典，词语语义分为正向、负向、中立三种，其中正向情感或负向情感评论分别占据大部分比例，一般来说争议性就较小；正向情感和负向情感的评论比例越接近，可能就越存在争议性。据此，本章将谣言关注度特征量化，如式（4-5）所示，RA_i 为用户 i 的谣言关注度，m 为历史转发微博数，p、n 分别为一条微博的正向和负向评论数，当用户转发微博的争议性较大时，谣言关注度就越高[150]。

$$\mathrm{RA}_i = \frac{1}{m}\sum (p+n)^{\min\left(\frac{p}{n},\frac{n}{p}\right)} \tag{4-5}$$

2. 事件关注度

根据个人的兴趣偏好，用户对不同事件的关注度也不同，造成相应事件舆情信息传播倾向的差异，对于感兴趣的事件，用户可能更倾向转发相关的舆情信息，引起谣言转发行为的改变。本章根据用户在 COVID-19 疫情期间提及疫情的微博占全部微博的比例，构建了事件关注度指标。这个指标也可以泛化到其他事件，作为该事件中用户舆情传播倾向的重要依据。如式（4-6）所示，EA_i 为用户 i 的事件关注度，$\mathrm{Related}_i$ 是疫情期间用户 i 的相关微博数量，Entire_i 是疫情期间用户 i 的所有微博数量。

$$\mathrm{EA}_i = \frac{\mathrm{Related}_i}{\mathrm{Entire}_i} \tag{4-6}$$

3. 反应时间

社交媒体中用户对信息的时效性十分敏感，在前期不能获得官方信息的情况下很容易相信非官方言论，并有强烈的传播欲望，在后期官方出面后，谣言会被澄清或者阻断。因此，越早接触到谣言微博的用户越容易进行转发。本章将谣言发出到用户接触谣言的这段时间定义为反应时间，并给出计算方法，如式（4-7）所示，$\mathrm{Reaction}_i$ 表示用户 i 的反应时间，UT_i（user time）表示用户接触谣言的时间，PT_i（post time）表示相应谣言发出的时间[143]。

$$\mathrm{Reaction}_i = \mathrm{UT}_i - \mathrm{PT}_i \tag{4-7}$$

4. 微博频率

活跃的用户往往更容易接触并转发谣言，而用户的活跃度体现在发表微博的频率上，发表微博的频率越高，同时段内发表的微博数量越多，用户的活跃度也越高。微博频率定义为单位时间内发布微博的数量，计算方法如式（4-8）

所示，Frequency_i 表示用户 i 的微博频率，Post_i 表示历史微博的数量，Life_i 表示注册时长。

$$\text{Frequency}_i = \frac{\text{Post}_i}{\text{Life}_i} \tag{4-8}$$

由于各个特征单位不同，且存在数据跨度较大的现象，造成运算效率低下，本章对特征指标进行了归一化处理，以降低数据差异对模型的负面影响。

4.5 实验结果及分析

4.5.1 数据集构建

2019 年年底至今的 COVID-19 疫情给我国乃至全世界带来了重大影响。由于疫情发展态势的严重性，为了有效遏制疫情扩散，我国在疫情爆发期采用了“居家隔离”的防控策略，使得社交媒体成为人们获取疫情动态和交流互动的主要平台。与此同时，大量的谣言信息也在社交媒体平台上迅速蔓延，给疫情防控和民众情绪疏导带来了一定的负面影响。为此，本章以 COVID-19 疫情为背景，搜索微博上与疫情相关的谣言微博，并爬取受该谣言微博影响（点赞/评论/转发）用户的相关信息，内容主要包括用户的历史微博、微博数量、注册时间、粉丝数、关注数等。随后，对数据进行预处理，步骤如下：

（1）规范文本。对所有历史微博文本，去除消息头、URL、空值所在行，将表情转换为文字。

（2）整理用户特征。对用户的其他相关信息，根据模型需求做更进一步处理，如：把用户接触谣言的时间 UT_i 减去谣言发出的时间 PT_i，得到用户的反应时间 Reaction_i。

（3）提取核心微博。使用 4.4.2 节介绍的 K-means 算法提取出每个用户的 5 条核心微博。

（4）判断评论情感。根据情感词典判断用户最后 10 条转发微博下方评论的正负情感，并记录数量。

将一个用户的信息作为一条数据，总共爬取了 6171 条数据，经过预处理后剩下 5652 条有效数据，样本比例约为 9∶1。

4.5.2 模型评价指标

本模型以 Tensorflow 为框架，使用梯度下降方法迭代，以 4.5.1 节介绍的“新冠肺炎疫情”数据集为实验数据，有效样本数 5652 个，模型运算时将数据集中的 90%作为训练集，10%作为测试集。本章实验环境均为 Anaconda3 下 Python 3.6 版本，所有实验均在 Windows 10 操作系统下完成，处理器为 Intel Core i7（3.6GHz），显卡为 NVIDIA RTX2060，内存 32GB，硬盘 1TB。

模型所选用的四个基本评价指标如下（正例表示用户转发谣言，负例表示用户不转发谣言）：

TP（true positive）：本身为正例，被预测为正例的数目。

FP（false positive）：本身为负例，被预测为正例的数目。

FN（false negative）：本身为正例，被预测为负例的数目。

TN（true negative）：本身为负例，被预测为负例的数目。

将测试集中的数据输入模型，得到预测结果，与真实情况进行对比，得到进一步评价模型的指标。

（1）AUC（area under curve），即 ROC 曲线（receiver operating characteristic curve）下面积，是衡量分类器优劣性能的指标。

（2）准确率（Accuracy），预测正确的样本占所有样本的比例，计算方式如式（4-9）所示：

$$\text{Accuracy}=\frac{\text{TP+TN}}{\text{TP+FN+FP+TN}} \tag{4-9}$$

（3）精度（Precision），所有预测为正例的样本中，真实的正例样本所占的比例，计算方式如式（4-10）所示：

$$\text{Precision}=\frac{\text{TP}}{\text{TP+FP}} \tag{4-10}$$

（4）召回率（Recall），所有真实的正例样本中，预测为正例样本所占的比例，计算方式如式（4-11）所示：

$$\text{Recall}=\frac{\text{TP}}{\text{TP+FN}} \tag{4-11}$$

（5）F1，即精度和召回率的调和平均值，能够综合精度和召回率两个指标进行评价，计算方式如式（4-12）所示：

$$\text{F1}=2\times\frac{\text{Precision}\cdot\text{Recall}}{\text{Precision+Recall}} \tag{4-12}$$

4.6 模型性能比较

4.6.1 改进模型比较

本章基于用户核心微博文本、谣言关注度、事件关注度等特征向量，构建了一个基于 CNN 的社交媒体谣言转发行为预测基本模型。在此基础上，通过引入 SMOTE 和 SVM 算法对模型加以改进，得到 4.3.5 节中的 4 种模型，即基本 CNN 模型、CNN-SMOTE 模型、CNN-SVM 模型、CNN-SMOTE-SVM 模型。为了便于对比，本章将 4 种模型在同一批参数下进行优化，最终得到以下模型参数：完整训练次数（epoches）为 15；批处理参数（batch size）为 50；过滤矩阵数量为 2，分别设为 3×1、4×1；随机失活率（dropout rate）为 0.5；学习速率（learning rate）为 1e-5。另外，在 CNN-SVM 模型和 CNN-SMOTE-SVM 模型中，SVM 的核函数选取为“RBF”，常数为 1。各种模型的实验参数如表 4-2 所示，并生成折线图如图 4-9 所示。

表 4-2　4 种模型的实验结果比较

模型	AUC	准确率	精度	召回率	F1
CNN	0.62	0.83	0.43	0.39	0.41
CNN-SMOTE	0.66	0.85	0.48	0.48	0.48
CNN-SVM	0.70	0.88	0.49	0.51	0.50
CNN-SMOTE-SVM	0.76	0.91	0.51	0.55	0.53

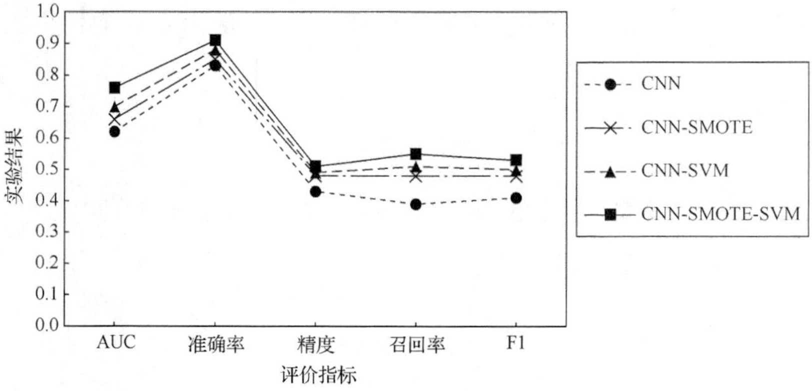

图 4-9　4 种模型的实验结果对比

以上结果表明，基本 CNN 模型受不均衡数据影响严重，各项指标都比较低，尽管准确率达到 0.83，但 AUC 仅有 0.62，精度、召回率和 F1 值都处于较低的水平，意味着该模型的性能一般，在实际使用中可能会出现大量预测错误。在 CNN-SMOTE 模型和 CNN-SVM 模型中，分别加入了 SMOTE 算法处理数据集、SVM 进行特征训练，这两种方法都能在提升准确率的同时带来 AUC 的提高，其中 SVM 带来的提升要大于 SMOTE 算法带来的提升。在 CNN-SMOTE-SVM 模型中同时运用了以上两种改进方法，整个模型的性能和准确率都得到了进一步的提升，准确率达到 0.91，AUC 达到 0.76，精度、召回率和 F1 值也都达到了可以接受的范围。以上实验结果进一步证明了数据不均衡性会对模型产生负面影响，因此在预测用户的谣言转发行为时，需要将数据的不均衡性纳入考虑，以提高预测性能。

4.6.2　经典模型比较

为了进一步体现 CNN-SMOTE-SVM 模型在社交媒体中谣言转发行为预测的优异性能，本章使用几种经典的预测模型对“新冠肺炎疫情”数据集进行实验，并保持特征向量不变，对比实验结果。这几种模型分别是 SVM、决策树（decision tree，DT）、随机森林（random forest，RF）、朴素贝叶斯（naive Bayes，NB）和 BPNN。实验过程中，通过 sklearn 包实现上述模型，并设置每种模型的参数如下：

SVM 的核函数为“RBF”，常数为 1；DT 的优化算法选择“CART”；RF 根据特征向量数目自动选择参数；BPNN 设置为“输入层—隐含层—隐含层—输出层”的四层网络结构，隐含层设置 6 个神经元。以上 5 种模型及 CNN-SMOTE-SVM 模型预测结果比较如表 4-3 所示，并生成折线图如图 4-10 所示。

表 4-3　本章模型与经典预测模型的实验结果比较

模型	AUC	准确率	精度	召回率	F1
SVM	0.65	0.88	0.48	0.30	0.37
DT	0.62	0.82	0.29	0.35	0.32
RF	0.57	0.87	0.43	0.16	0.23
NB	0.55	0.86	0.30	0.11	0.16
BPNN	0.57	0.88	0.49	0.12	0.19
CNN-SMOTE-SVM	0.76	0.91	0.51	0.55	0.53

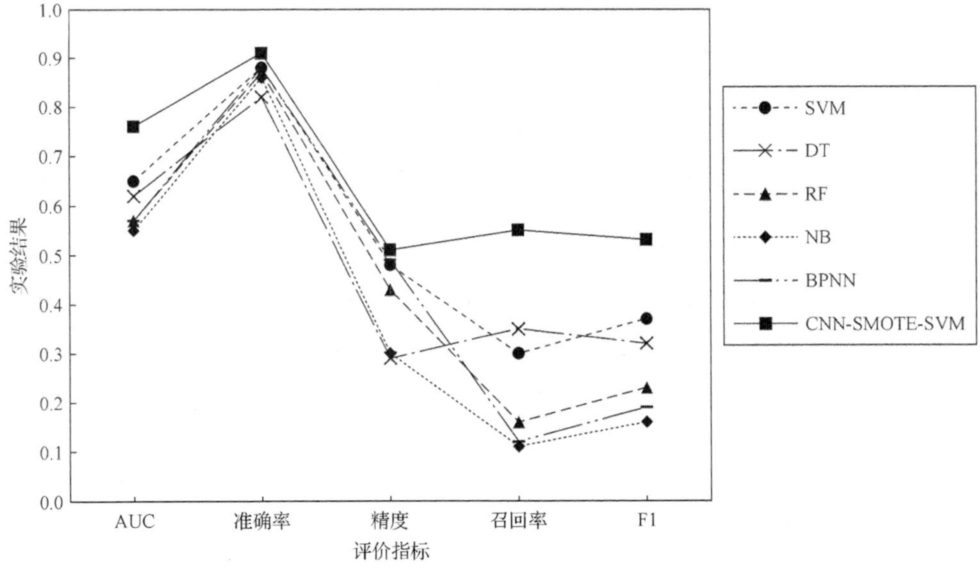

图 4-10　本章模型与经典预测模型的实验结果对比

观察以上结果不难发现，尽管几种经典模型的预测结果中准确率都比较高，但其 AUC、精度、召回率、F1 值等都处于较低的水平，模型真实预测效果很差，其原因是数据不均衡因素造成的影响。可见，在选取的特征向量相同的情况下，CNN-SMOTE-SVM 模型对比几种经典的预测模型，在谣言转发行为预测中具有全方位的优势。

4.7 特征向量分析

除了 4.5 节介绍的特征向量，本章还根据用户相关信息构造了其他特征向量（表 4-4），并参与模型构建。但经过实验对比后，在最终的谣言转发行为预测模型中未引入这些特征向量。本节将会介绍实验过程中如何选择特征向量并确定特征向量的数量，以证明模型的合理性。

表 4-4　未引入模型的特征向量

变量	符号表示
粉丝数	Fans
关注数	Follower
注册时长	Life
转发比例	Repost

以上特征向量的具体构造方法如下：

（1）粉丝数和关注数。与社交媒体平台上粉丝数和关注数的定义相同，即关注了被研究用户的数量和被研究用户关注的用户数量。

（2）注册时长。即事件发生时用户在社交媒体平台注册并拥有账号的时间，计算方法如式（4-13）所示，其中 T 是常量，代表事件发生的时间，Register_i 为用户 i 在社交媒体平台注册的时间。

$$\text{Life}_i = T - \text{Register}_i \tag{4-13}$$

（3）转发比例。如果用户在社交媒体平台上更倾向于转发消息而非自己原创，那么这个用户在接触谣言的时候也很有可能选择转发，因此本章构造了转发比例这一特征向量，即用户在过往时期转发微博占全部微博的比例，具体方法如式（4-14）所示，其中 Relay_i 为用户 i 所有转发微博的数量，All_i 为用户 i 所有微博的数量。

$$\text{Repost}_i = \frac{\text{Relay}_i}{\text{All}_i} \tag{4-14}$$

以上特征向量在参与训练前均进行了归一化处理。

本章在分析不同特征向量对模型的影响时，首先保持核心文本向量TA在模型中固定，在模型中加入另外n个特征向量，构成TA$+n$的实验组，其中$n=0,1,2,3,4$。

在TA$+0$实验组中，只有核心文本向量，得到准确率为0.83。在TA$+1$实验组中，将用户核心文本向量和1个特征向量输入模型，包括谣言关注度（RA）、疫情关注度（EA）、反应时间（Reaction）、微博频率（Frequency）、粉丝数（Fans）、关注数（Follower）、注册时长（Life）、转发比例（Repost），得到的结果如表4-5所示。由表4-5可知，当模型中引入注册时长（Life）时，预测效果变差；当模型中引入粉丝数（Fans）和关注数（Follower）时，预测效果没有明显的变化，说明这三者不能提升模型的性能。其他特征向量都提高了模型预测的准确率，在接下来更多特征向量的情况下进一步验证。但很容易发现，疫情关注度（EA）和反应时间（Reaction）对模型准确率的提高较为明显，反映了用户对事件的关注度会加强用户在这一事件下的舆情传播倾向，并且突发公共事件早期的谣言信息更容易引起公众的关注，引发谣言快速传播的现象，这两点印证了前文所提及的结论。

表4-5　TA+1实验组结果

特征向量组合	准确率
TA+EA	0.87
TA+Reaction	0.86
TA+RA	0.85
TA+Frequency	0.85
TA+Repost	0.85
TA+Follower	0.83
TA+Fans	0.83
TA+Life	0.81

在TA$+2$实验组中，将用户核心文本向量和2个特征向量输入模型，根据TA$+1$的实验结果，剔除了粉丝数（Fans）、关注数（Follower）和注册时长（Life）

3 个特征向量，得到的结果如表 4-6 所示。可以看出，转发比例（Repost）在单独进入模型时效果较好，但与其他特征向量共同进入模型时，反而造成准确率的下降，因此在后续实验剔除转发比例（Repost）变量。

表 4-6 TA + 2 实验组结果

特征向量组合	准确率
TA+EA+Reaction	0.87
TA+EA+RA	0.88
TA+EA+Frequency	0.87
TA+EA+Repost	0.86
TA+Reaction+RA	0.87
TA+Reaction+Frequency	0.87
TA+Reaction+Repost	0.85
TA+RA+Frequency	0.86
TA+RA+Repost	0.85
TA+Frequency+Repost	0.84

在 TA + 3 实验组中，将用户核心文本向量和 3 个特征向量输入模型，得到的实验结果如表 4-7 所示。可以看出，虽然剩余几个特征向量在之前的实验中能够有效提升模型预测的准确率，但将它们组合在一起时由于相互作用，有的组合效果得到提升，有的组合效果反而变差。

表 4-7 TA + 3 实验组结果

特征向量组合	准确率
TA+EA+RA+Reaction	0.90
TA+EA+RA+Frequency	0.86
TA+EA+Reaction+Frequency	0.89
TA+RA+Reaction+Frequency	0.85

在 TA + 4 实验组中，将用户核心文本向量和 4 个特征向量输入模型，包括谣言关注度（RA）、疫情关注度（EA）、反应时间（Reaction）、微博频率（Frequency），得到本章中的最终模型，准确率为 0.91。

图 4-11 给出了 TA + n 组合下，每个组合模型的最高准确率的变化趋势。可以

看出，在最初输入的其他特征向量数量较少时，准确率的提升较为明显。随着输入的特征向量增多，准确率的提升速度变缓，此时模型的运算时间却逐渐增加，效率降低，总体上的提升空间有限。因此，本章选择TA + 4实验组作为最终的谣言转发预测模型。

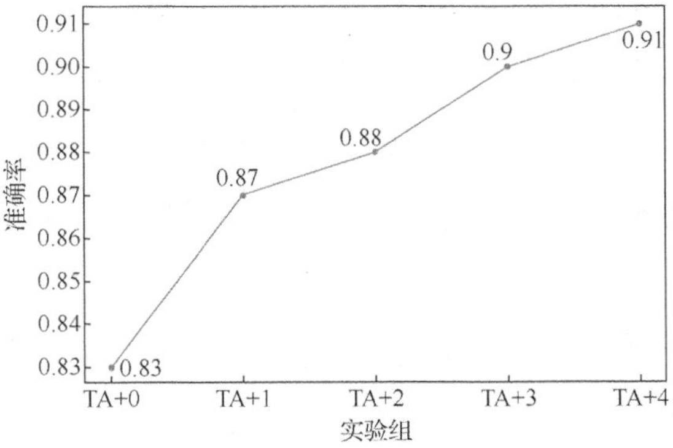

图 4-11　实验组的准确率变化图

4.8　本章小结

当下的中国正处于快速发展时期，突发公共事件数量急剧增多，人们在网络上搜索并讨论相关信息的欲望很强。社交媒体在让公众快速了解事件相关信息的同时，由于信息源数量较大，传播速度较快，会在有意或无意的情形下造成谣言信息的爆发性传播，引发一系列非理性行为，形成不稳定因素。在突发公共事件发生的背景下，研究社交媒体平台中个体谣言转发机制，判断潜在的谣言传播可能性，是当前社会背景下政府进行及时、有效的突发事件应急管理，并进行网络谣言阻断和澄清的重要依据。

本章基于国内的社交媒体平台，对用户的谣言转发行为进行预测研究。本章使用了 CNN 作为基本模型框架，并考虑数据不均衡问题，引入 SMOTE 算法和 SVM 对模型进行改进，最终建立了基于 CNN-SMOTE-SVM 的谣言转发行为预测模型。实验结果表明，该模型在谣言转发行为预测上具有良好的性能，并可以在一定程度上减轻谣言转发预测数据集的不均衡性对模型的负面影响。

1. 研究结论

传统的 CNN 对不均衡较为敏感，预测容易向多数类样本倾斜，因此本章在基本模型上进行改进，以减轻数据不均衡给模型带来的不良影响。本章主要的改进方法包括：①对数据集进行过采样（SMOTE 算法），增加少数类样本的数量，使数据集更为均衡；②用 CNN 提取特征后，输入到更有效处理不均衡数据的 SVM 中进行训练，得到预测结果。实验结果表明，这两种改进方案都能提升模型的性能，并且在两者同时应用时模型性能的提升更为显著。

用户由于自身的兴趣爱好和情感倾向，使其对于不同类型的突发公共事件具有不同的关注程度。因此，在不同的突发公共事件背景下，用户传播该舆情信息的倾向，会根据对该事件的关注度而产生差异，本章据此将用户对事件的关注度量化。由于本章选取 COVID-19 疫情作为研究背景，因此将疫情关注度作为对事件关注度的量化指标。实验结果表明，将该特征输入模型后，模型准确率的提升极为明显。这个特征可以泛化到其他事件中，以研究不同突发公共事件中的谣言转发行为。

用户的转发行为还受多个因素的影响，如历史文本、谣言关注度、微博频率和反应时间等。历史文本反映了用户过往的大致兴趣领域；谣言关注度通过用户对争议性言论的转发，进一步体现了用户接触并传播潜在谣言的可能性；微博频率能体现用户的活跃度，活跃的用户往往更容易接触并转发谣言；反应时间表明在突发公共事件发生的早期，由于官方信息缺乏以及政府介入不够及时，用户更倾向转发网络谣言，引发舆论危机。

2. 政策建议

基于以上研究结论，本章有以下几点建议：

（1）在突发公共事件发生的早期，政府应该尽快介入，重点关注得到快速传播的舆论信息来源，与社交媒体平台共同合作，以对谣言的转发和传播过程进行有效干预。

（2）关注受事件影响程度较严重，或是相对更关心该事件的用户群体，避免其受谣言影响，而采取一些非理性的举动。

（3）公众对未知事件存在恐惧感，会产生负面情感波及他人，要通过官方渠道及时发布准确信息，满足用户的信息诉求，避免群体恐慌。

（4）利用建立的谣言转发行为预测模型，识别潜在的谣言转发者，以采取合理的防控措施，提前预防可能出现的舆论危机。

5

重大突发公共卫生事件中基于ARIMA模型的谣言检测模型

5.1 概述

近段时间以来，引起全世界人民共同关注的重大突发公共卫生事件莫过于COVID-19疫情。从2019年12月开始，微博、微信朋友圈等国内在线社交平台上，就涌现了大量政府、非官方组织以及个人关于该疫情的公告和讨论，其中有政府组织的权威消息，也有个人道听途说的未证实信息，甚至是部分违法者为扰乱国家政治生活、破坏网络秩序而发布的虚假消息。因此，COVID-19疫情相关信息的传播特点，充分体现了在线社会网络信息传播的基本特征：一方面，在线社会网络为人与人之间的交流互动、信息共享提供了便利；另一方面，在线社会网络也把谣言信息传播的成本极大地降低了，成了虚假信息肆意繁殖的温床，特别是对于此类全球性的重大突发公共卫生事件，恶意的谣言更是破坏了社会秩序，给社会带来了严重的负面影响。

直至现在，在社交网络的海量信息中，对虚假信息进行实时、有效地识别，仍是一个亟待解决的技术难题。因为如果依靠大量的人工去监督，显然达不到有效性的目的，而且人们也很难用眼睛直接判断消息的真假。因此，构建一种能够实时检测谣言信息的模型，以在最短的时间内检测出信息的真假，将为相关部门有效遏制虚假信息的大规模爆发，进而维系网络生态环境的健康状态，提供重要依据。

在现有研究基础上，可以发现大多数关于谣言事件的检测方法都是基于人工检测和基于机器学习的自动检测。其中，基于人工检测的方法十分烦琐，耗费大量人工和时间，而且对所有网络信息的覆盖率不够高；基于机器学习、人工智能等前沿技术进行谣言检测的方法中，大多数都把这个工作视为一种分类任务。如今实现分类任务最常用的算法有NB、DT、SVM和神经网络算法等，它们都有自己的优势所在，但是同时也有着缺陷。例如，NB算法在分类前需要计算先验概率，而且分类的结果存在一定的错误率；DT算法开发者可以创建比较复杂的树，但是并没有推广依据，这就很容易导致过拟合；SVM算法相比较其他算法拥有更高的准确率，但其内存消耗大，且运行和调参过程复杂，使得算法的时间复杂度和空间复杂度都较大。近年来逐渐热门的神经网络算法有其独到之处，但同样不可避免地有一些短处：如分类的边界难以让人直观理解，且该类算法需要调整大量参数，甚至初始参数选择的恰当与否可能会直接导致训练的结果是否是确定性的。由于机器学习的一系列算法存在以上的缺点，而且这些算法大多没有考虑到网络时变性这一重要特征，使得最后分类的准确率和精准率不高，基于以上的因素，本章将建立一种新的算法，并在实验部分与以上几种经典分类算法进行比较，探索出性能更加优秀的模型和算法进行谣言检测。

本章提出用统计学中的时间序列模型之一——ARIMA模型，其原理是：把将要预测的变量视为一个对象，这一对象的取值是会随着时间的变化而不断发生改变的，一连串对象的取值组成了一个随机的时间序列，为了方便观察这一时间序列的变化情况，提出建立一个数学模型来进行描述，进而预测这一对象的未来值。与此同时，通过统计方法将谣言微博的中心特征值设为一个区间值，将在此区间内的微博事件可以初步判定为虚假信息。

本章提出的谣言检测方法，相较于机器学习等需要进行多次学习和训练的谣言检测方法来说，更易实现；而且通过对已有的网络信息的分析及建模，可以及时地检测到未来网络发布的信息的真实性，以便在最短的时间内控制住谣言的爆发趋势，避免更多的人受到虚假消息的影响。因此，本章把数据挖掘、社会学谣言传播原理和统计中的时间预测模型结合起来，可以为实时检测谣言、抑制谣言进一步扩散，提供新的方法和理论依据，并为相关部门维护社会和谐发展、改善社交网络生态环境质量提供决策支持工具。

5.2 相关研究

对于谣言的研究，可以追溯到 20 世纪 40 年代。而如今，在线社会网络越来越火爆，不仅使人们之间的交流沟通变得更加容易，同时也使谣言信息的传播变得更加迅速，因此，如何检测谣言成了学术界各领域广泛关注的热点话题。判断一条网络消息是不是谣言，可以利用其文本内容、发布者信息、源信息评论内容等相关信息来识别。根据谣言检测过程中所使用的方法不同，可以将谣言检测研究分为以下四类：基于有监督学习的方法、基于无监督学习的方法、基于深度神经网络的方法以及其他类型的检测方法。

5.2.1 基于有监督学习的方法

有监督学习是机器学习的一种，用带有标签的训练数据集训练出一个最优模型，运用这一模型对测试集进行模拟，输出相应的结果，对映射出的结果进行简单的判断，即可得到其是否为谣言的检测结果。2012 年，Yang 等[165]使用两年时间内的微博数据集，提出了五个谣言检测特征：用户、内容、传播特征、发布微博的客户端内容和时间地理特征，使用 SVM 算法进行了单文本的检测。在此基础上，Ma 等[166]认为事件的特征会随着时间的推移而发生一定的变化，提出使用时间序列结构来描述这种特征变化，并且在谣言生命周期的基础上建立了 SVM、随机森林和 DT 模型。而后，Dayani 等[167]研究了 Twitter 上的推文，对基于用户的特征建立了 K 近邻（K nearest neighbor，KNN）模型，对基于内容的特征建立了贝叶斯分类器，这两种谣言检测模型都得到了比较好的效果。

5.2.2 基于无监督学习的方法

无监督学习不需要依靠带有标签的数据集，只需命令计算机根据样本中的统计规律自行对训练集进行分析，但其用途比起有监督学习来说更加拓展了。Takahashi 等[168]研究了谣言信息的用户特征和转发率，然后提出了基于无监督学习的谣言检测方法，但发现新增的转发率特征并不能很好地将属于真实信息的推文和虚假消息区分开来。之后，Chang 等[169]在聚类分析的基础上，针对 Twitter 上有关政治活动的信息建立了一个政治谣言检测模型，把含有同一个超链接的文章聚集在一起，并认为所议论对象是同一个事件或相似事件的推文之间具有余弦相似性，可利用这一特征把推文进行聚类。但是其识别规则不确定，导致判定每一集群是否为谣言时都通过人工完成，耗费时间和精力较多。

5.2.3 基于深度神经网络的方法

深度学习也是机器学习领域里的一个重要组成部分，它运用多层时间网络，对数据集进行表示和学习，是模仿人脑的结构实现人工智能。最近几年来，深度神经网络技术在文本分析、图像处理方面取了一系列研究成果，如 Ma 等[170]首次引入了一种基于递归神经网络，利用事件的连续性来对微博谣言事件进行深度的特征表示，并使用词频-逆文档频率（term frequency-inverse document frequency，TF-IDF）算法计算微博文本的内容关键词，随后学习了循环神经网络（recurrent neural networks，RNN）模型，建立了一个检测谣言的深度学习架构，此方法相比较以往的检测方法更加有效和精确。在此基础上，任文静等[171]利用长短时记忆网络（long short-term memory，LSTM）和门控循环单元（gated recurrent unit，GRU）序列模型对微博文本进行建模，同时把每一条微博的评论信息也作为考察对象，将其按照一条时间线上的若干个时间节点展开，并利用 Attention 机制来辨识每一节点对该微博内容语义表示的重要性。

5.2.4 其他类型的检测方法

Zubiaga 等[172]不考虑推文本身所代表的立场，提出了一种基于全局范围内，统计归一化的条件状态转移概率矩阵，以此作为该研究的谣言检测方法，依赖一条推文的语言环境来判断该推文是不是虚假消息。Vosoughi 等[150]从谣言传播的角度定义了三个特征——语言传播、时间传播情况和用户参与度，用隐马尔可夫模型（hidden Markov model，HMM）对特征的时序动态性建模，从而达到自动检测 Twitter 上推文真实性的效果。Moin 等[173]设计了一种基于 Facebook 上推文评论内容的谣言检测系统，用查询注释检测模型（inquiry comments detection model，ICDM）基于规则的方法来进行建模，设置一定的阈值来比较查询评论的比值，并检测谣言。

5.2.5 文献评述

由以上分析可以看出，以前的谣言检测研究大多都是基于机器学习的方法，需要不断训练模型，再进一步进行调参和测试，并且需要不断改进和优化算法；其余的研究是通过统计中的马尔可夫模型，或是基于评论信息或语言环境的模型，但其复杂度和精确性还有待进一步提升，但是大多数研究都只是考虑消息或消息上下文的统计数据的特性，如转发数、传播时长等，而忽略这些特性随着时间改变而发生的变化。谣言检测是如今在线网络研究的热点领域，它融合了机器学习、信息安全和谣言传播等多个领域的专业知识，使用单一化的技术方法很难满足实时的、动态化的谣言检测趋势，因为一个重大事件的相关谣言信息会随着时间的推移大范围扩散或者渐渐消失。基于此，本章考虑了时变环境下，微博事件属性、特征的变化，利用流行度、模糊度来计算每一微博的演变值，以此建立时间序列分析中的 ARIMA 模型，从统计中的预测模型角度来实时检测谣言，尽量减少谣言对社会安定、公众心理带来的影响。

5.3 问题提出

5.3.1 社交网络中的谣言检测

几千年前的人们就已经能深刻领悟到谣言的含义，“三人成虎”“谣言止于智者”等我们耳熟能详的词句都是从古代流传下来的，那时候的人们都能意识到虚假消息对自身和社会造成的严重影响，新时代的我们长期依赖于互联网和移动通信的使用，已经不可避免地感受到了当下谣言传播的速度之快、影响之大。不仅是个人用户深受其害，政府部门、企业集团等公共部门都在想方设法地遏制谣言的产生、阻断谣言的传播，其主要方法有：要求每一个网络平台的注册用户都必须进行实名制认证、对传播虚假消息设立举报机制、开设专门的官方辟谣平台等。在这些措施进行的同时，广大学者也对谣言相关的问题进行了许多年的学术研究，至今为止已经取得了很大的进展，其中就包括对谣言检测的研究。在线社会网络的开放性、自由性和共享性的特点，加上一些自媒体或个人倾向于利用夸大其词的文本吸引公众眼球，还有当今网络平台使用用户的素质和年龄参差不齐等原因，使得谣言的产生变得非常容易，而其传播速度也格外迅速，要想从源头上遏制这一趋势，就必须实现谣言的自动检测。在线网络平台的谣言检测是绿化网络生态环境、提升网络使用体验的必经之路，对此，本章提出了与大多数谣言检测研究不同的思路和理论方法，争取能在社交网络的谣言检测领域取得一定的研究成果。

5.3.2 谣言检测算法

本节主要介绍几种经典的谣言检测算法，分别为SVM、DT算法、RNN谣言检测算法。这些算法在近几年的谣言检测研究中时常被作为研究对象，每个算法都有其优势和缺点。其中前两种算法在实验部分会与本章提出的自回归平均移动模型算法进行实验指标对比，以验证本章提出的模型的有效性和可行性。

1. SVM 谣言检测算法

该算法最早出现于1963年，由Vapnik等提出[161]。在以后几十年的发展历程中，SVM 算法的精度和性能一直表现俱佳，在深度学习被人们开发出来之前，SVM 算法一直被认为是机器学习领域里最成功、表现最好的算法[166]。

该检测算法认为，一些社会背景特征，如微博内容、用户信息和传播模式等特征在传播过程中会随着时间发生改变，每一个特征和特征变化的趋势都是不同的。基于此，该研究提出了谣言的生命周期时间序列理论，基于时间序列建立了 SVM 模型，用 SVM 来捕捉这些特征。例如，Twitter 中有两个事件，一个是谣言事件（rumor），另一个是非谣言事件（non-rumor），图 5-1 和图 5-2 分别显示了两种特征在不同时间点的取值情况，横轴表示时间节点，纵轴表示该特征的取值。

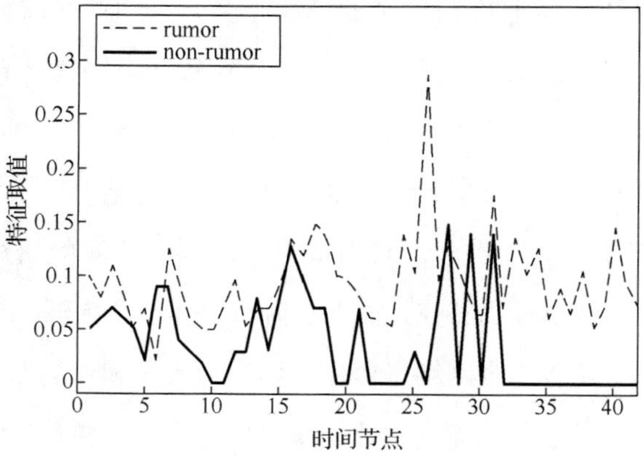

图 5-1　使用问号的数量随时间的变化情况

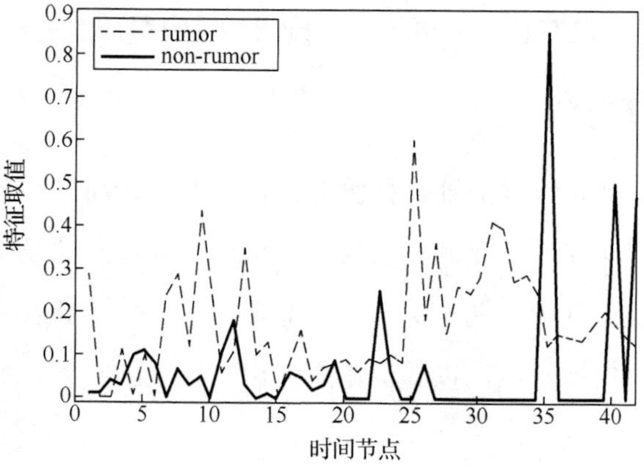

图 5-2　使用第一人称的数量随时间的变化情况

从以上两幅图可以看出，谣言和真相的一些特征在扩散过程中的变化模型各不相同。因此，该检测算法提出了动态时间序列结构（dynamic time series structure，DTSS），用来捕捉每个特征的变化情况。给定事件为 E，$E=\{E_1,E_2,\cdots,E_n\}$，每个事件 E 由相关微博组成。timeFirst_i 表示与该事件相关的第一条微博，timeLast_i 表示与该事件相关的最后一条微博，N 为可指定的区间数量。首先确定每一条微博 E_i 的时间间隔长度为

$$\text{Interval}(E_i)=\left|\frac{\text{timeLast}_i-\text{timeFirst}_i}{N}\right| \tag{5-1}$$

对于一条微博 E_i 的相关博文 m_{ij}，计算其时间戳：

$$\text{TS}(m_{ij})=\left|\frac{t_{m_{ij}}-\text{timeFirst}_i}{\text{Interval}(E_i)}\right| \tag{5-2}$$

对每条博文赋予时间戳之后，用相邻区间之间的特征相对变化情况（即斜率）来描绘特征的变化情况，构建的特征向量为

$$V(E_i)=(F_{i,0}^D,F_{i,1}^D,\cdots,F_{i,N}^D;S_{i,1}^D,\cdots,S_{i,N-1}^D) \tag{5-3}$$

式中，$V(E_i)$ 为增广的特征向量，其中涵盖了初始特征与描述特征变化的特征。初始统计特征为

$$F_{i,t}^D=(\tilde{f}_{i,t,1},\tilde{f}_{i,t,2},\cdots,\tilde{f}_{i,t,D}) \tag{5-4}$$

而特征变化的计算公式如下：

$$S_{i,t}^D=\frac{F_{i,t+1}^D-F_{i,t}^D}{\text{Interval}(E_i)} \tag{5-5}$$

之后，在此公式的基础上，进行 SVM 的建模与训练。

2. DT 谣言检测算法

对于 DT 算法的相关研究可以追溯到很久之前，最早产生于 20 世纪 60 年代末。它先是从训练集众多的特征中“选择”一个作为分裂标准，但这步选择特征可以有不同的量化评估标准，所选择的标准不同，所衍生得到的算法也不尽相同；而后，根据选择的标准从上到下生成子节点，直至数据集全部分类完成；最后，

会对过拟合的 DT 进行剪枝操作，以缩小树结构规模。

DT 算法基于信息论的角度来说有 ID3、CART 和 C4.5 等算法，后两种算法是从 ID3 算法衍生而来。ID3 的主要思想是通过计算信息熵和信息增益来进行 DT 的划分属性选择；C4.5 又是对常用算法 ID3 的一次改进，引入了信息增益率这一表达；而分类回归树（CART 算法）和前两种算法不同的是，它不仅可以进行分类，还可以进行回归，实现前两种算法不能完成的功能。DT 算法是很多谣言检测算法检测性能对比的算法，也将用于本章提出的模型的性能比较。

3. RNN 谣言检测算法

RNN 算法基于递归神经网络，捕捉相关微博的上下文信息随时间的变化[7]。现有的大多数关于社交媒体谣言检测的工作都侧重于手动提取特征或规则，在此算法中提出了谣言检测的深度学习框架，通过利用不同时间间隔的聚合信息的变化来学习 RNN 模型，如基于微博内容、评论信息、转发该微博的文字流特征，不需要建立特征工程来提取其余特征，因此，利用原微博的评论信息和转发相关特征去判断该条微博是不是谣言。而且，根据不同的循环神经网络结构，分别设计了基于 tanh-RNN、LSTM 和 GRU 的谣言检测算法，如图 5-3 所示，其中，R 表示谣言，N 表示非谣言。

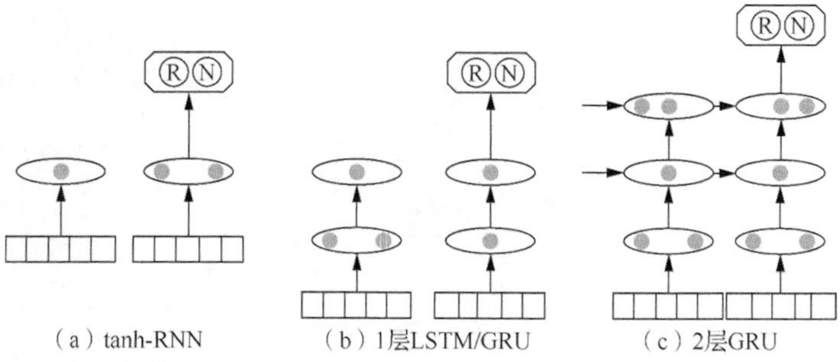

图 5-3　RNN 谣言检测算法使用的三种模型结构

以上所阐述的三种算法均为谣言检测研究中常用的经典算法，其具备的优点吸引了众多学者用于分类研究，但是它们也同样存在各自的短处。SVM 算法对于输入的数据要求较高，对缺失的数据十分敏感，而且由于 SVM 是借助二次规划来求解支持向量，这一求解过程涉及 m 阶矩阵的计算（m 为样本个数），当样本数目很大时，该算法的时间复杂度和空间复杂度都会很高；DT 算法对不同样本量的数据计算的结果不同，信息增益更加偏向于那些具有更多数据的特征，而且它常常会忽略属性或特征之间的相关性；RNN 算法很难处理长距离依赖，即其记忆力较差，且需要调试大量参数，如阈值和网络拓扑等。这三种算法很少考虑到网络处于一个时变环境中，时间的推移会使得检测的微博的特征发生一定的变化。基于以上几点，本章提出了统计学中常用来进行预测的时间序列模型之一——ARIMA 模型。

5.3.3　时间序列模型

1. 时间序列

时间序列指的是一种指标在不同时间节点上的一系列观察值，并按照时间的先后顺序依次排列而成的一组数字序列，如我国外汇储备余量、离岸人民币汇率、城镇居民人均消费支出、网络流量、新冠肺炎感染人数等，这些都是一组组的时间序列。时间序列的特点有：①一段序列上每个数据点的取值取决于时间的变化，但并非一定是时间的线性函数；②相邻时刻的数值可能存在一定的联系；③每一时间点上的取值具有随机性，即不能完全肯定能用历史数据集来预测未来值。

时间序列还包含三个特征，把这三个特征分离出来有利于构建模型。

（1）循环性：指时间序列数据周而复始的特性。

（2）趋势性：指时间序列数据的整体变化趋势，比如上升或下降，趋势性和循环性通常在一起考虑。

（3）季节性：指在特定的时间段内，时间序列数据具有某些特定的特征，且不同时间段的特征不尽相同。

2. 时间序列分析方法

常用的时间序列分析一共有两大类，分别是平稳时间序列分析方法和非平稳时间序列分析方法，前者包括自回归模型[(autoregressive model)，记为AR(p)]、移动平均模型 [(moving average model)，记为 MA(q)] 和自回归移动平均模型 [(autoregressive moving average model)，记为ARMA(p,q)] 三大类；后者主要包括 ARIMA(p,d,q) 和季节时间序列模型（seasonal auto regressive integrated moving average，SARIMA）两类。在以上五种模型中，自回归模型、移动平均模型和自回归移动平均模型只适用于平稳时间序列的建模和预测；ARIMA 模型适用于非平稳的时间序列建模和预测，且可以把 AR(p)、MA(q)、ARMA(p,q) 当作ARIMA(p,d,q) 的特殊形式[174]。

3. ARIMA 模型

ARIMA 模型是由 Box 和 Jenkins 于 1970 年左右提出的一个著名时间序列预测模型，因此又称为 Box-Jenkins 模型，亦简称 B-J 模型[175]。

ARIMA 模型的基本思想：将预测的对象对时间推移而形成的数据序列看作一个随机的序列，虽然构成该序列的单个序列值具有不确定性，但是整个序列的变化却有一定的规律可循，可用此模型进行描述；在模型调试合适之后，可以利用这条时间序列上的过去值和现在值对未来值进行一定的预测。

5.3.4 FCM 算法

Ma 等[166]针对事件的特征随时间变化的情形，用 SVM 模型对在时间序列上发生变化的特征进行建模。该研究只是简单地利用了等长时间划分方法来描述其特征的变化，并没有考虑到时间序列数据在每一个时间区间的聚合程度。假设在一段时间内，社会上有比较重大的事情发生，那么在这段时间内发布的微博数明显会比其他时间段多，因为每个人对事件都有自己的话语权，而且某些自媒体为了“蹭热度”也会纷纷在这个时间段内发声。比如此次 COVID-19 疫情的爆发，来势汹汹、传染性极高，每个人的生活、出行、娱乐和健康都受到了影响。因此，全民关注、政府高度重视的局面会使得社交网络平台上如雨后春笋般浮现许多有关新冠肺炎疫情的博文。但是在没有此类重大事件发生，或者是没有出现和网友自身相关度很高的消息时，网络上的博文就不会突然大规模爆发。基于这层考虑，本章引入事件时序动态划分算法中的 FCM 对事件进行分割，对于微博数量较多的区域划分较短的时间区间，对于微博数量较少的区域划分比较长的时间区间，即划分后的时间区间长度与该区间微博数量成反比的关系，使得合理的区间分配合理的数据量，便于建立 ARIMA 模型。

事件时序动态划分算法针对模糊时间序列，基于其中的论域划分思想，提出把事件所横跨的时间维度作为论域[176]。模糊时间序列（fuzzy time series，FTS）是指观测得到的数据既具有随机性，也有模糊性，而 FCM 算法的基本思想就是每个样本不是确定地属于某一类，而是以一定的隶属度属于每一类。相比较基于划分的聚类（K-means）算法来说没有那么强硬，而是建立了一种样本对类别的不确定性描述，对每个对象和每一个簇赋予一个权值，该值表明了该对象属于该簇的程度。1981 年，Bezdek 等[177]首次提出了 FCM 算法，该算法在近几十年的聚类研究中一直应用得十分广泛。

对于一个事件 E，与该事件相关的微博集合为 $P=\{P_1,P_2,\cdots,P_n\}$，对这些微博数据按照时间升序排列，并使用 FCM 算法在时间维度上划分事件，把聚为一类的相似微博消息整合为一条微博消息，其流程如图 5-4 所示，然后再进行下一步研究。

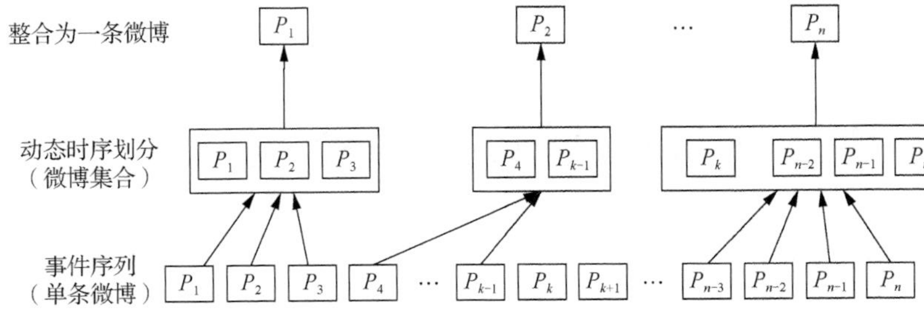

图 5-4 微博事件划分流程

FCM 算法的目的是通过迭代不断更新隶属度和聚类中心，且最小化目标函数

J_m（可定义为SSR，即误差平方和）。

$$J_m = \sum_{i=1}^{N}\sum_{j=1}^{C} u_{ij}^{m} \left\| X_i - C_j \right\|^2 \tag{5-6}$$

式中，i、j为类标号；m为聚类的簇数；N为划分前的微博数量；C为类中心数；u_{ij}为样本X_i属于第j类的隶属度；C_j为第j个簇的中心，具有Γ维度；X_i为具有Γ维度的第i个样本；$\left\|X_i - C_j\right\|^2$为第$i$个样本与第$j$个聚类中心之间的距离。

隶属度u_{ij}和聚类中心C_j经过不断地迭代计算直至其达到最优值，其公式为

$$u_{ij} = \frac{1}{\sum_{k=1}^{C}\left(\frac{\left\|X_i - C_j\right\|}{\left\|X_i - C_k\right\|}\right)^{\frac{2}{m-1}}} \tag{5-7}$$

$$C_j = \frac{\sum_{i=1}^{N} u_{ij}^{m} \cdot X_i}{\sum_{i=1}^{N} u_{ij}^{m}} \tag{5-8}$$

式中，对于单样本X_i，其对每一个聚类中心的隶属度之和为1。

迭代的终止条件为

$$\max_{ij}\left(\left|u_{ij}^{k+1} - u_{ij}^{k}\right|\right) \prec \varepsilon \tag{5-9}$$

式中，k为迭代步数；ε为最小误差值。

本章设定$m=2$，$C=50$，模糊 C 均值算法停止的条件是：相邻两次迭代目标函数差值小于1×10^{-5}，即$\varepsilon=1\times10^{-5}$，此时隶属度已经没有明显变化，说明已经达到较优状态了，此时目标函数J_m即误差平方和已达到最小值。综上，给每个样本赋予属于每一个聚类中心的隶属度函数，通过此隶属度的值进行分类。

5.4 基于 ARIMA 模型的谣言检测模型

5.4.1 特征工程

1. 前设特征

为了更好地描述随时间而动态变化的事件特征，本章在建立中心特征时，提

出前设特征，用前设特征的值去计算最终用于时间序列建模的自变量。本章所采用的前设特征如表 5-1 所示。

表 5-1 前设特征表

设定依据	特征（中文）	特征（英文）
基于微博情感的特征	微博中正/负情感词数量	Pos/Neg_words
	微博情感评分	Sentiment
基于传播效果的特征	微博转发数	Forwardings
	微博点赞数	Thumbs
	微博评论数	Comments
基于微博内容的特征	流行程度	Posts_Popularity
	模糊程度	Posts_Ambiguity

在特征的设置上，各个前设都在参考相关文献的基础上进行，并结合本章的研究问题对特征的表述进行了修改。

前设特征中共有 7 个变量，其中微博中正/负情感词数量、微博情感评分出自文献[176]，微博转发数、点赞数、评论数出自文献[178]，流行程度、模糊程度出自文献[179]。

2. 流行程度和模糊程度

在表 5-1 中，除流行程度和模糊程度以外的特征，都只考虑了微博本身的属性，而没有考虑其随着时间而变化的社会属性。在 1947 年，Allport 和 Postman 在 *The Psychology of Rumor*①一书中就提出了谣言传播公式：谣言流通量=（问题重要性×事件模糊性）÷公众批判能力[180]。此公式说明，谣言的流传不仅取决于这个事件对公众或政府的重要程度，还有特别重要的一点就是“模糊性”，模糊性来自真实信息的不透明度，也就是说假如政府或有关机构没有对这件事做出一个公开说明或是掩盖其真相，就难以抢占信息制高点，那么这条谣言的传播量就会更大；而且谣言的传播量与公众的判断水平成反比，受过高等教育、具备相关知识而且冷静沉着的人会对谣言的传播有一定的抑制作用。从该公式还可看出，要

① 中文译为《谣言心理学》

想计算谣言的流通量，就要计算出其重要性、模糊性和公众评判能力，为方便计算，对于 COVID-19 疫情事件 E，与该事件相关的每一条微博 $P=\{P_1,P_2,\cdots,P_n\}$，可以计算其三个前设特征，即流行程度、模糊程度和微博情感评分，其中流行程度和模糊程度的定义和数学表达式如下。

（1）流行程度（Posts_Popularity，POP），指该微博事件对于公众的重要程度。本章通过计算人们对该微博的转发数、评论数、点赞数来得出该微博事件的流行程度，如式（5-10）所示：

$$\mathrm{POP}=\begin{cases}0, & |P_n|=0\\ \dfrac{1}{|P_n|}(F_i+T_i+C_i), & |P_n|\neq 0\end{cases}\tag{5-10}$$

式中，P_n 表示与该事件相关的微博集合；$|P_n|$ 表示该集合中微博的总和数；F_i、T_i 和 C_i 分别表示此条微博的转发数、点赞数和评论数。

（2）模糊程度（Posts_Ambiguity，Amb），指该微博事件发展过程中的模糊性。对于每条微博，本章提出使用该微博内容和前一条微博内容的不相似度来表示该条微博的模糊程度，其中第一条微博的模糊程度直接设为 0，使用 Jaccard 距离计算每条微博的模糊程度，如式（5-11）所示：

$$\mathrm{Amb}=1-\frac{\mathrm{KW}_i\cap \mathrm{KW}_{i-1}}{\mathrm{KW}_{i-1}}\tag{5-11}$$

式中，KW_i 表示该微博内容的关键词集合；KW_{i-1} 表示此微博的上一条微博内容的关键词集合。

本章引入了文本挖掘方法中的 TD-IDF，即“词频-逆文本频率”方法提取每条微博文本的关键词，并计算了模糊程度，算法 5-1 描述了此过程。

算法 5-1　利用 TD-IDF 方法提取关键词

```
tfidf_keyword=tf_idf(content)
if index==0:
    old_keyword=tfidf_keyword
    amb=1
    else
      num=0
```

```
        for word in tfidf_keyword:
            if word in old_keyword:
                num+=1
            end if
            amb=1-num/len(old_keyword)    #模糊度公式
            old_keyword = tfidf_keyword
        end for
        amb = round(amb, 3)    #保留三位有效数字
        print('模糊度:{}'.format(amb)+'\n')
        amb_list.append(amb)
        tfidf_keywords.append(' '.join(tfidf_keyword))
    end if
```

公众的批判能力体现的是公众对于该事件的态度，因此本章使用表 5-1 中的“微博情感评分”来计算公众的批判能力。情感词的识别和情感倾向评分来自知网情感词典，其中中文正面评价词语 3730 个、中文负面评价词语 3116 个、中文正面情感词语 836 个、中文负面情感词语 1254 个。先读取知网情感词典，获取其正向词、负向词，遍历所有微博文本，对于每条微博文本，循环判断句子中是否存在正向词或者负向词，存在正向词加 1，存在负向词则减 1，最终情感评分为当前微博文本分值，算法 5-2 描述了此过程。

算法 5-2　计算情感得分

```
final_score = []
for t in data:
    print(t)
    #初始为0
    pos_ct = 0
    neg_ct = 0
    for p in pos_set:
        if t._contains_(p):
            pos_ct+=1
        end if
    end for
    for p in neg_set:
        if t._contains_(p):
            neg_ct+=1
        end if
    end for
    print('正向词:',pos_ct)
```

```
        print('负向词:',neg_ct)
        score = pos_ct-neg_ct
        final_score.append(score)
end for
```

3. 中心特征

基于 Allport 和 Postman 的谣言流传公式，本章将谣言的流通量认为是中心特征。一条信息的相关特征会随着相关事件的发展而动态发生变化，即特征是和时间相关的，因此我们把谣言的流通量定义为“演变值（evolution，简写为 Evo）”，即本章的中心特征，1 在后面将用于 ARIMA 模型的建模，其定义和计算公式如式（5-12）所示：

$$\text{Evo}=\begin{cases}0, & \text{Sentiment}_i=0\\ \dfrac{\text{POP}_i\cdot\text{Amb}_i}{|\text{Sentiment}_i|}, & \text{Sentiment}_i\neq 0\end{cases} \tag{5-12}$$

5.4.2 模型构建

由于谣言表述或是特征的不确定性会随着时间的推移而改变，看似不可靠的消息可能在一段时间内会得到证实，或者是当下公众都深信不疑的消息随后会被官方机构全盘推翻，由此可见事件的真假性并非一成不变的，某一时间段的谣言检测结果也不能完全盖棺论定。我们加入一直完全依赖于与谣言知识库对比的传统检测方法，那么会得到很差的判定效果，而且对于重大的突发性公共卫生事件，如此次席卷全球的 COVID-19 疫情，关于这一事件的谣言具有很强的破坏力，涉及面广、影响恶劣、触及人们的健康安全和切身利益，因此急需要一种符合实际、高效的检测模型来进行检测。过去的一系列研究中，大多是基于历史谣言数据集或是静态网络拓扑关系的研究，尤其是对于时变网络下的谣言检测问题研究不足。

由于谣言的相关特征，如流行程度具有高突发的特点，在某一时间段由于某种原因使得评论数、点赞数等暴增，而使得本章提出的中心特征——演变值（Evo）是一种非线性、非平稳数据，因此，本章利用结合了时间序列分析和回归分析的动态预测模型，来描述在线社会网络谣言传播过程中的演变值。接下来会简单介绍本章所提出的 ARIMA 模型在建模时所需要的理论支撑。

1. 模型参数

本章把待检验的微博事件的一系列特征：每条微博的情感关键词、每条微博的情感评分、转发数、评论数和点赞数等通过谣言传播公式、知网情感词典和一些数学公式转化为求中心特征——演变值，即每一条微博的演变值都包含了该条微博的所有前设特征，是一个不确定的、但是在整条时间线上却具备一定规律性的变量。

在第 2 章介绍的信息传播与谣言扩散相关知识的基础上，本章提出这样一种检测思路：一个重大事件在飞速传播之前，一定先在网络上引起了小规模的讨论，但是由于时间较短未被大多数人所知。以此为基础，我们根据以往的微博数据集建立一个时间序列预测模型，根据训练集数据来确定谣言事件的演变值在什么区间内，记录下该演变值的区间。对于可能发展成为重大事件的相关微博，提取这一事件的关键词作为主题，用这一主题来预测未来可能出现的相关微博的演变值，假如一条微博预测出的演变值在谣言演变值的区间内，则可以判定此条微博为谣言信息，从而在谣言爆发前及时将其检测出来，如此次 COVID-19 疫情中“双黄连口服液可抑制新型冠状病毒”的主题事件正好可用此种检测方法。接下来，本章将详细阐述 ARIMA 模型的设计与构建过程。

ARIMA 模型中一共有三个参数：p、d、q。而模型的识别与定阶主要在于确定这三个参数：

p 为自回归项数，代表预测模型中采用的时间序列数据本身的滞后数，也称为 AR 项。

d 为将不平稳序列转化为平稳序列所做的差分次数（阶数），也称为 Integrated 项。

q 为移动平均项数，代表预测模型中采用的预测误差的滞后数，也称为 MA 项。

根据所需差分化的阶数不同，预测值有以下几种情况：

$$若d=0，\quad y_t = Y_t \tag{5-13}$$

$$若d=1，\quad y_t = Y_t - Y_{t-1} \tag{5-14}$$

$$若d=2，\quad y_t = (Y_t - Y_{t-1}) - (Y_{t-1} - Y_{t-2}) = Y_t - 2Y_{t-1} + Y_{t-2} \tag{5-15}$$

当 p、d、q 已知时，ARIMA 模型用数学形式可表示为

$$y_t = \mu + \phi_1 \cdot y_{t-1} + \phi_2 \cdot y_{t-2} + \cdots + \phi_p \cdot y_{t-p} + \theta_1 \cdot e_{t-1} + \theta_2 \cdot e_{t-2} + \cdots + \theta_q \cdot e_{t-q} \tag{5-16}$$

式中，ϕ 为 AR 的系数；θ 为 MA 的系数；e_t 为白噪声扰动项。

（1）差分阶数 d 的确定，可以通过描绘时间序列的散点图或者增广迪基-富勒检验（augmented Dickey-Fuller，ADF）单位根检测得到，即需要几阶差分化后非平稳序列能转化为平稳序列，则 d 值就为该阶数，通过此步骤去除趋势性或者循环性。

（2）自回归项数 p 和移动平均项数 q 的确定，首先，介绍如下两个函数。

①自相关函数 ACF：描述了时间序列中每隔 k 个时间单位，观测值 y_t 和其过去的观测值 y_{t-k} 之间的线性相关性，用式（5-17）计算：

$$\text{ACF}=\frac{\text{COV}(y_t, y_{t-k})}{\text{Var}(y_t)} \tag{5-17}$$

②偏自相关函数 PACF：描述了在给定中间观测值的前提下，时间序列观测值与其过去的观测值之间的线性相关性，同时考虑了这两个中间的观测值。例如，当 $k=4$ 时，PACF 描述了 y_t 和 y_{t-4} 之间的线性相关性，同时还受 y_{t-1}、y_{t-2}、y_{t-3} 的影响。

其次，通过做出 ACF 图和 PACF 图来观察其拖尾和截尾的情况。截尾：时间序列的自相关函数或偏自相关函数在某阶后均为 0 的性质，即指时间序列从某个时间开始就变得非常小，如在大于某个常数 k 后快速趋于 0 的为 k 阶截尾。拖尾：自相关函数或偏自相关函数并不在某阶后均为 0 的性质，即指时间序列以指数率的形式振荡衰减或者单调递减，如不会在 k 大于某个常数后就恒等于 0（或在 0 附近随动）[20]。

最后，我们通过观察自相关函数 ACF 图与偏自相关函数 PACF 图来确定自回归项数 p 和移动平均项数 q 的取值，其规则如表 5-2 所示。

表 5-2 确定 p、q 的规则表

函数名称	AR (p)	MA (q)	ARMA (p,q)
自相关函数 ACF	拖尾	第 q 个后截尾	拖尾
偏自相关函数 PACF	第 p 个后截尾	拖尾	拖尾

得到 d 、 p 、 q 值后，也得到了 ARIMA 模型，即 ARIMA (p,d,q)。

2. 模型评估指标

通过观察 ACF 图和 PACF 图对模型进行定阶的方法具有一定的主观性，因此我们需要对模型进行一个评估。比较模型好坏的标准有很多，常用的有如下两个[181]。

（1）赤池信息准则（Akaike information criteria，AIC），是衡量统计模型的拟合优良性，其定义为

$$\text{AIC}=2k-2\ln L \tag{5-18}$$

式中，k 为模型参数的个数；L 是似然函数。

（2）贝叶斯信息准则（Bayesian information criteria，BIC），与 AIC 相似，也是用于评价统计模型拟合优良性，但比 AIC 多考虑了样本的数量，当样本数量过多时，能避免模型精度太高引起的模型复杂度过高，其定义为

$$\text{BIC}=k\ln n-2\ln L \tag{5-19}$$

式中，n 为样本数量；k 和 L 同 AIC。

AIC 和 BIC 均可用来衡量丢失信息多少，丢失信息越少越好，因此目标是最小化 AIC 和 BIC，即要选择 AIC 和 BIC 都较小的模型。

3. 模型的检验

用以上的步骤已经确定了 ARIMA (p,d,q) 模型，对模型所生成的残差序列进行自相关检验，只有当该模型的残差序列没有明显的相关性，即残差序列为白噪声序列，此模型才可真正使用。可以通过以下两种方法判断残差序列的自相关性：

①通过做出残差的自相关函数图进行观察[182]；②对残差做拉格朗日乘数进行检验，如果 F 统计量对应的 P 值大于显著性水平 α，则接受原假设，认为残差序列是白噪声序列，模型可以通过检验。

5.5 实验结果及分析

5.5.1 实验数据集

本章以 COVID-19 疫情为研究背景，且考虑了国内的疫情发展形势和公众的关注程度，利用 Python 爬取了 2020 年 1 月 20 日到 2 月 28 日内与 COVID-19 疫情相关的微博，共 3684 条，其中包含 1025 条谣言和 2659 条真实消息，数据集的详细统计信息如表 5-3 所示[176]。

表 5-3 微博数据集详细统计信息

数据集统计指标	微博数据集
用户数	2280
微博总数	3684
非谣言微博总数	2659
谣言微博总数	1025
总转发数	426439
总点赞数	5852948
总评论数	530153
微博最大时间跨度	945.2h

本章将前 2500 条微博数据集作为模型的训练集，将后 1184 条微博数据集作为模型的测试集。

5.5.2 实验过程

本章利用 Python 3.6，引入 numpy、pandas、matplotlib、os 等第三方包进行 ARIMA 模型的搭建及谣言的预测。

1. 平稳化处理

基于上文中提到的计算中心特征的方法与公式，可以计算出数据集中训练集的演变值（即从2020年1月20日8点18分至2月14日15点44分这一时间段内2500条微博数据的演变值），进行平稳化处理，令$d=1$时，得到一阶差分后的时序图如图5-5所示。

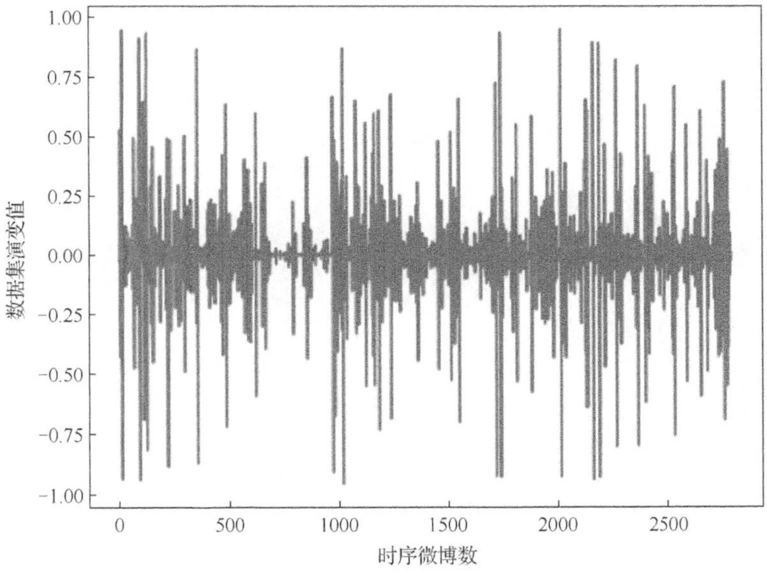

图5-5 差分后的时序图

如图5-5所示，可以看出该数据集的演变值在0附近上下波动，是一段平稳序列；再对该序列进行纯随机性检验，得到差分序列的白噪声检验结果中的p值为0.002169，小于0.05，应拒绝原假设，说明该序列为非纯随机序列，即该时间序列蕴含一定的相关信息，时间序列中的历史信息对未来值存在影响，具有研究价值。

2. 对模型进行定阶

画出该训练集数据的ACF图和PACF图，如图5-6和图5-7所示。

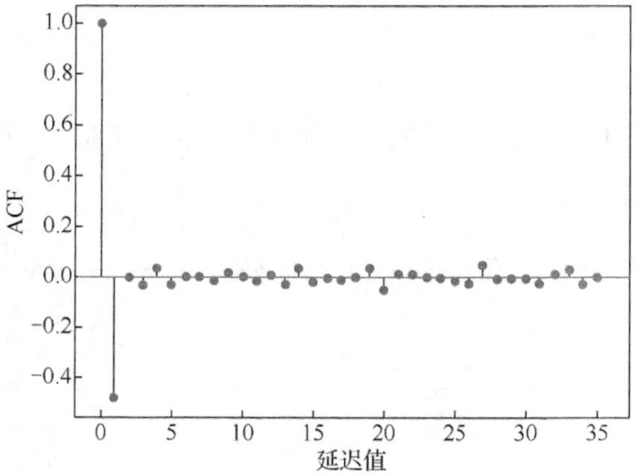

图 5-6　ACF 图

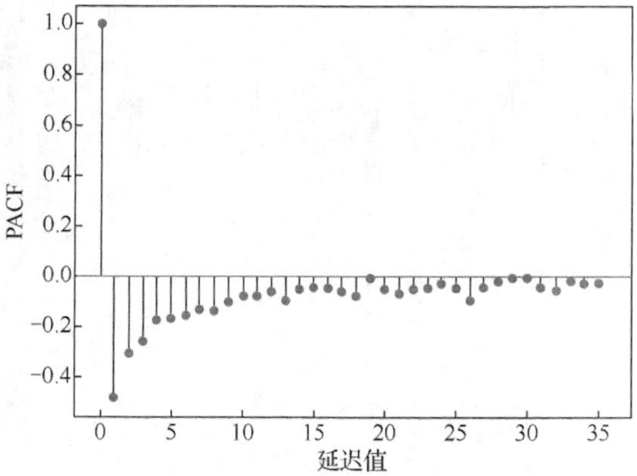

图 5-7　PACF 图

从上面的 ACF 图可以看出，时间序列在大于 1 之后就开始变得非常小，已趋近为 0；从 PACF 图可以看出，时间序列在大于 1 之后以指数形式振荡衰减，因此可以确定 $p=1$，$q=1$。综上，可建立时间序列模型 ARIMA (1,1,1)。

3. 分主题进行谣言检测

通过上述步骤，已经建立了模型 ARIMA (1,1,1)，确定了谣言微博演变值的区间。对于靠后时间段内的 1184 条微博测试集，分别提取每一热点事件的关键词，在该事件爆发前即出现爆发端倪之前进行谣言预测。例如，2020 年 2 月 14 日，一名男子发布微博称，在湖北全省封路的情况下，当官的父亲通过关系派车将自己从天门送回荆州。我们提取这一事件的关键词“当官父亲”“荆州”，作为事件的主题，在此该事件引起全网讨论之前进行谣言的预测，如图 5-8 所示。

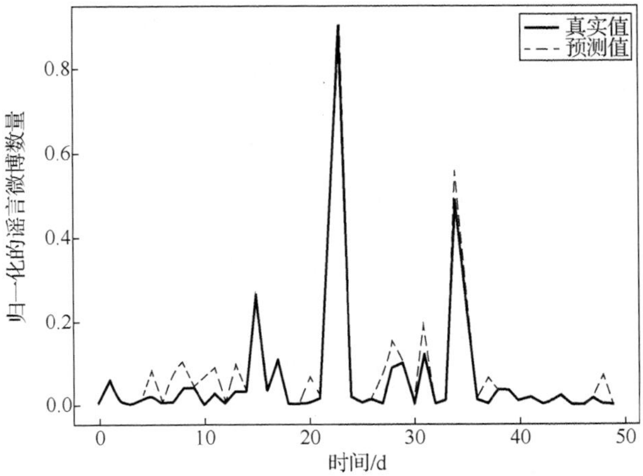

图 5-8　某一热点事件的谣言预测结果

5.5.3　实验结果

为保证实验的公平，所有谣言检测模型均使用同一个训练集和测试集，且本章针对谣言微博（R）和非谣言微博（NR）分别使用准确率（Acc）、精准率（Pre）、召回率（*R*）和 F1 值作为两个类别的评价指标。

本章共使用 3 种谣言检测模型进行谣言微博的检测，包括决策树 C4.5[183]、SVM[166]以及本章提出的 ARIMA 模型，实验结果见表 5-4 所示。

表 5-4　模型实验结果对比

方法	类别	准确率（Acc）	精准率（Pre）	召回率（*R*）	F1 值
C4.5	R	0.682	0.688	0.640	0.654
	NR		0.659	0.673	0.676
SVM	R	0.843	0.843	0.849	0.836
	NR		0.861	0.834	0.832
ARIMA	R	0.870	0.884	0.848	0.869
	NR		0.853	0.872	0.855

从表 5-4 可看出，决策树 C4.5 算法的表现是三种模型中最不理想的，因为此种算法不支持在线学习，在新样本到来后决策树需要推翻重建，且本身存在过拟合的情况，因此其检测效果不如另外两种。ARIMA 模型相对于经典的 SVM 模型来说准确率提高了 2.7%，召回率提高了 3.8%，F1 值提高了 3.3%，虽然提升的值不算大，但是 ARIMA 模型的建模较为简单，且无须像 SVM 那样调取过多的参数，其时间复杂度和空间复杂度都较小。ARIMA 模型的评价指标有明显提升，一方面说明微博事件特征随时间变化的特性对谣言检测起了很大作用，另一方面也说明了用统计学中的时间序列模型，同时按事件主题分类检测谣言这一思路得到了很好的验证。综上所述，本章提出的 ARIMA 模型在检测谣言微博方面相对于其他两种模型来说效果较好。

5.6 本章小结

1. 研究结论

微博由于有大量的名人明星、政府部门及大型企业入驻，再加上这一网络平台的开放性与其能自由发言的特征，已经成为当下我国主流的在线社会网络平台之一，同时也成为很多虚假消息的理想传播地，滋生了大量的谣言微博。一些微博消息的情感评分、转发数、点赞数和评论数等特征，随着时间的推移会发生一定的变化，而在这些动态变化的数据当中，我们又可以探索到其中的规律性所在，本章旨在挖掘谣言微博相关特征的潜在规律，在尽早的时间内能够及时地检测出谣言微博，减小谣言信息给社会和公众带来的不利影响。本章在一些学者已有的谣言检测工作上继续进行研究，并且抛开谣言检测常用机器学习算法的传统观念，引入了统计学中的 ARIMA 模型，进一步提升了谣言检测算法的有效性和便捷性。研究内容及成果如下：

（1）对当下已有的谣言检测算法进行了分析总结，介绍了目前谣言检测领域已有的四种类型的检测算法，并阐述了谣言检测研究的国内外现状，对其中存在的不足与创新做了一定的探讨，其中展开讨论了SVM谣言检测算法、DT检测算法和RNN谣言检测算法。

（2）引入了模糊序列中的FCM算法来划分和聚集微博事件，对于合适的时间区间分配合适的微博数量，以便后期能够更好地建立模型。

（3）介绍了常用于经济预测的时间序列预测方法及其涵盖的四种主要模型，探讨了时间序列的特性、研究中常用的方法性工具，分析并讨论了ARIMA模型的基本原理及构建步骤。

（4）提出了基于主题式的微博谣言检测，在一个重大事件即将引起广泛讨论之前，收集已有的相关微博的演变值建立ARIMA模型，及时地对即将爆发的大规模微博进行谣言预测，达到实时、动态的识别效果。

（5）对于本章提出的ARIMA模型，在真实的数据集上进行了实验，并和现有的经典谣言检测算法进行了性能比较，实验结果表明本章提出的ARIMA模型在谣言检测方面具有更优的性能。

2. 研究局限

本章基于时间序列的相关理论，构建了时变环境下的时间序列模型：ARIMA模型。实验结果表明，该检测方法具有较好的检测性能。该研究结论为谣言检测算法的研究拓宽了一些新的思路，且对于及时检测在线社会网络上的谣言具有一定的现实意义。但是，本章尚有一些不足之处，简单总结如下：

（1）提出了前设特征和中心特征中均未考虑微博的评论信息，而在传播虚假消息的微博的识别上，考察其评论又是极为关键的一环，因此，未来可以考虑加入评论信息作为一个关键特征进行研究。

（2）信息技术的发展使得谣言传播的媒介不仅只依靠于文字语言，图片、音频及视频也成了在线社交平台上谣言传播的载体，且合成图片、剪辑过的视频往往比文本式谣言传播得更加迅速，因此，未来的谣言检测可以考虑融合图片识别等技术。

6

基于超网络的重大突发公共卫生事件舆论场研究

6.1 概述

如第 2 章所述，网络研究始于图论，其最开始起源于数学的哥尼斯堡七桥图，之后又被细化为生物网络、细胞结构网络等。社交网络就是网络的一个分支，用以描述社交群体里面人与人的关系。其中，同质网络指拥有相同特征的节点组成的网络，而超网络则是指至少含有两个同质网络的网络。对于超网络来说，这个定义最早的发起人是美国科学家 Nagurney，在处理物流网络、资金网络和信息网络相交织的问题时，将“高于而又超于现存网络”的网络用 Super-network 来描述，其对于“高于而又超于现存网络”的理解就是网络中的镶嵌网络，即通过某一层面的网络的一个节点，可以和其他层面或者镶嵌着的网络的节点进行连接，其中相关的点连接在一起形成的边被称为超边。与传统网络不同的是，一条超边可能包含着多个节点之间的联系和性质[184]。

场是一个物理学概念，指的是某种空间区域，空间区域中具有一定性质的物体，该物体能对与其不相接触的相似物体施加一种力，比如电磁场、风场、引力场等。但是，由于舆论的发展通常伴随着大量的人群聚集，人与人之间相互作用的集合也可以看作是一个大的舆论场。例如，我国学者对微博舆论场的不断探索，目的在于微博中人与人的相互作用关系。在微博舆论场概念被提出后，国内学者就开始着手舆论场领域的相关研究。然而，基于现有文献可知，现有研究往往集中于针对微博舆论场的研究，微博舆论场中两个用户节点之间是用有向连线来连接的，那么对于双方可见的无向关系网络，很少有学者针对其做研究，例如针对微信社交网络的舆论场研究，而现在微信网络由于其具备地方性传播、强关系传播等特点，即节点间关系紧密，且节点间好友关系众多，使得其在线上、线下容易同时造成大规模舆论风波，从而给维系正常的社会秩序带来一定的负面影响。例如，COVID-19 疫情期间，在湖南邵阳某地，微信朋友圈中出现“某当事人感染新冠肺炎”的谣言，经过微信用户的大量转发，引发当地群众恐慌，不仅给当地的疫情防疫带来了不利影响，也给当事人造成一定的困扰。

对于舆论场而言，当其开始发酵的时候，往往会吸引一些不明真相的人们进入这个舆论场，而不明真相的人们进入舆论场后，往往会容易遭受舆论制造者的主观情绪的影响，在一定程度上会导致整个舆论场的范围逐步扩大。这些舆论场中的舆论可能是针对政府部门、企业或者个人而捏造的谣言。一旦谣言传播范围扩大化，可能会使人们产生对政府的不信任、对企业的反感和对个人的诋毁等行为，以至于对整个社会的和谐和稳定带来负面影响。如果政府能采取必要措施，对舆论场进行正面干预，则会从一定程度上降低谣言的负面影响。

本章研究思路主要从四个方面出发：①随机生成无向社交网络；②根据观点演化模型将社交网络中各节点的观点进行演化计算；③根据观点传播模型来推算社交网络中各个节点的传播行为；④通过调整社交网络中节点与政府的参数关系，从而给政府提供一些管理建议。

本章的创新点在于：

（1）本章考虑了“沉默的螺旋”效应对社交舆论场的影响，即用户的传播行为会从一定程度上受到周围环境和意见领袖观点的影响。

（2）本章在对社交网络舆论场建模时，考虑了政府采取不同的干预策略，如辟谣或者阻断对舆论场演化的影响，并进一步探究了不同干预策略的有效性。

6.2 相关研究

6.2.1 基于超网络的舆情网络重要节点分析

超网络可作为社交网络舆情研究的一种工具，部分学者对舆情超网络的领袖节点或者重要枢纽节点进行分析和发掘[185]。迟钰雪等先是基于用户、环境、心理、观点四个层面建立了超网络模型，进而建立超网络凝聚程度的公式，来判断网络中是否存在领袖，再通过对超网络各个层面的节点进行节点超度、超边重叠度、节点距离等运算确定领袖人物[186]。马宁等通过超网络中节点的超度，超边之间的相似度等计算，提出超边排序算法，并用实例予以分析来找出舆论的领袖人物[187]。武澎等建立了手机网络、人际网络和互联网的超网络模型，并运用距离最小的测算方法，测算其接近中心性，即成为中枢节点的可能性，提出了枢纽节点判断的方法[188]。田儒雅等提出了舆论超网络的领袖引导模型研究，来探究引入领袖超边后整个网络舆论的演化趋势进行仿真研究，通过建立用户、环境、心理、观点的四层超网络，认为环境会对其中每一个用户产生一定的影响，而引入的领袖超边则会对整个环境中“最差”的超边进行正方向的影响，通过一定的反复迭代，发现领袖超边的植入会对谣言的传播模型产生一定影响，同时领袖的影响能力和环境对普通用户影响因子的变化也会产生不同程度的影响[189]。

6.2.2 基于超网络的突发事件传播模式及传播趋势预测

部分学者利用超网络对舆情的传播模式以及未来的演化趋势进行预测。例如，刘怡君等提出了基于在线社会网络的舆论模型，使得模型在舆论演化过程中不断呈现动态变化，并在模型中调整关键因素来达到调控舆论演化的目的[190]。刘继提出构造网络舆情超网络的方式，从链路预测、领袖人物信息传播、网络信息推荐等方面，来达到对网络舆情的传播进行探究的目的[191]。马宁等基于超网络舆情演化多主体建模，探究超网络模型中政府抢占舆论先机的重要性和加入舆论领袖后舆论网络的演化趋势[192]。肖玉芝等通过建立舆论超网络，通过皮尔逊系数来判断和挖掘舆论网络中用户的潜在朋友关系，来达到一个预测效果，具体通过建立实体与用户行为、用户行为与兴趣内容、兴趣内容与板块的三个矩阵，最后通过矩阵的变化算出用户和板块之间的关系，再通过皮尔逊系数来判断用户之间是否存在潜在的朋友关系[193]。马宁等通过建立包括社交子网、话题子网、观点子网的网络舆论超网络模型，提出了可用以识别网络舆论领袖的超网络测度指标[194]。黄远等提出微博舆论场观点，即在微博舆论场中如果加入新的无知者，随着无知者数量的增加，会使得微博舆论的场强越来越大，而加入正能量者则可能会导致微博舆论朝着反方向发展[195]，其主要通过测算微博舆论场的无知者及与之相连的主体的关联度和整个微博的场强方向来进行舆论的演化计算。王艳灵等提出突发事件发生后，舆论不是以单一或两种形式进行传播的特点，其通过改造麦斯特利-麦克莱恩大众传播模式模型，提出了应该增加舆论监控过滤和把关人的观点，并提出来在新型媒体下，媒体既是传播人又是把关人的身份特点[196]。

6.2.3 基于超网络的舆论引导策略

部分学者将超网络模型与微博舆论场相结合，进而对微博舆论场引导策略进行分析。王艺通过爬取微博数据，将数据分为“新媒介场”“心理场”“社会场”三个维度分别进行测量，与传统媒体相比，基于微博的舆论传播时效性更强、传播范围更广、速度更快，并且提出了当舆论场得到强化时，应该如何正确疏导的问题[197]。涂光晋等通过比较传统官媒、舆论领袖、政府部门的表达在突发性微博舆论场中的表现，得出官媒、领袖、政府在突发性事件舆论场的特点，并且建议其与网民保持良好互动[198]。

自从“小世界”和“无标度”概念被提出后，国外学者侧重于利用复杂网络理论对网络结构进行分析。由于超网络的复杂性，即其通常包括两个以上的网络，所以也可以称其为复杂网络。Javed 等认为现代复杂网络最重要的是群体网络的存在，所以他们对群体网络进行综述，并进一步阐述群体网络在现实生活中的运用[199]。Kitsak 等表明在复杂网络中，最好的传播者不一定是网络最核心或者最高度联系的人[200]。

6.2.4 文献评述

基于以上文献分析可知，一方面，现有研究往往集中于针对微博舆论场，对于双方可见的无向关系网络，例如针对微信社交网络的舆论场，很少有学者针对其进行研究，存在一定空白。因此，本章用无向社交网络为研究对象，基于超网络理论，对社交网络节点间产生的舆论场中的谣言传播过程进行深入分析。另一方面，现有的基于超网络的社交网络舆论场引导策略研究，往往过于单一化和过程化。如田儒雅等只考虑到了微观层次的引导，难以实现宏观角度上管理策略的干预[189]。马宁等考虑到群众是非理性的，即容易被舆论领袖所引导[194]，并没有考虑到群众在面对舆论事件的“沉默的螺旋”效应。而沈佳楠研究表明，“沉默的螺旋”理论在舆情中具有一定的适用性[201]。因此，本章在对社交网络舆论场建模时，考虑了“沉默的螺旋”效应对舆论场的影响，并且仿真分析了政府采取不同的干预策略，如辟谣或者阻断对舆论场演化的影响，进一步探究了不同干预策略的有效性。

基于上述分析，本章基于超网络理论，考虑“沉默的螺旋”效应，构建了社交网络舆论场模型。首先分析社交网络节点的传播关系以及节点间的观点演化；然后建立包括社交网络、环境网络、心理倾向网络、传播网络四层子网的社交网络谣言传播超网络模型，再从多个维度探究无向社交网络中用户谣言传播行为的内在机理；最后在政府采取不同干预措施情况下，运用 Netlogo 对社交网络舆论场的演化过程进行实验仿真，从而为相关部门有效地控制社交网络中谣言的影响范围，提供决策方法和决策依据。

6.3 基于超网络的社交网络舆论场模型构建

6.3.1 理论基础

传统的 SIR 模型将社交网络中节点的个体分为三类状态，分别是易感染节点 S，即没有接收到信息的人，本章设其为无知者；感染节点 I，即接收到信息并传播信息的人，本章设其为传播者；免疫节点 R，即不再参与信息传播的人，包括接收到信息并不再传播的人，以及对信息不感兴趣的人，本章设其为免疫者[13]。

新闻传播学有一个概念叫作“沉默的螺旋”，由诺伊曼在 1974 年提出，其本来是政治学和大众传播学的一大理论[14]。“沉默的螺旋”指出，当热门舆情事件发生或者面对一个有争议的议题时，人们将形成一种表达意识，也是意见氛围。个人在发表自身意见之前，首先判断自己的意见是否属于“多数意见”，当人们感觉到自己的意见属于多数方的时候，就大声表达自己的意见；当认为自己的意见属于少数方的时候，由于怕被孤立而保持沉默。本章在对社交网络舆论场建模时，考虑了“沉默的螺旋”效应对舆论场的影响，即无知者在加入舆论场后随机与其中一些节点相连接，在接触到整个舆论环境后会做出如下判断：环境是正面、负面还是中立；自己的意见与环境是相同还是不同；无知者在受舆论领袖引导产生自己的意见后，若与环境意见相同，则节点将以较大的概率发表自己的观点，反之，根据“沉默的螺旋”效应，则其发表意见的可能性会降低。

当突发事件在无向社交网络中进行传播的时候，例如微信社交网络，社交网络中用户之间具有直接（双方互为好友关系）或者间接（双方在同一个微信交流群）的朋友关系，则可以将微信用户之间的关系抽象成无向边的形式，构成无向社交网络，该传播主要是基于朋友圈或者微信交流群进行，但是由于现实生活中无向网络，例如微信的社交网络数据很难获取，因此本章随机生成了一个无向社交网络。本章的主要变量符号及其定义如表 6-1 所示。

表 6-1 变量符号及其定义表

变量符号	变量定义	变量符号	变量定义
P	社交网络节点总数	∂_{IR}	非理性群体的外部因素影响率
V_i	观点属性，即节点 i 对突发事件的看法和评价	μ	观点相似度阈值
X_i	心理属性，即表示节点 i 的心理倾向	C_i	节点 i 言论的可信度
R+	理性群体的心理倾向	γ	言论可信度阈值
IR−	非理性群体的心理倾向	μ	观点间相似度阈值
$\bar{k}$	节点的平均度	λ	节点传播突发事件的概率值
∂_R	理性群体的外部因素影响率		

6.3.2 模型构建

本章基于 SIR 模型及超网络理论，构建了社交网络的观点演化模型以及观点传播模型。假设突发事件突然在拥有 P 个用户的社交网络中爆发，即假设社交网络中的某一个节点变成传播者，其余节点设为易感染者。传播者会向其周围邻居节点输送突发事件的内容以及自己对突发事件的观点，而其周围邻居节点在接收到传播者的信息后，会先更新自己对突发事件的观点，再决定是否传播突发事件。为了后面表述方便起见，将社交网络中所有接收信息的节点称为 i 节点，传播信息的节点称为 j 节点。

1. 个体属性

（1）观点属性 V_i，表示节点 i 对突发事件的看法和评价，即节点 i 对突发事件所包含内容的真假性判断。V_i 的取值范围为 $(0,1)$，当 V_i 取值为 $(0,0.33)$ 时表示节点 i 对突发事件的看法呈反对意见；当 V_i 取值为 $(0.33,0.66)$ 时，表示节点 i 对突发事件呈中立态度；当 V_i 取值为 $[0.66,1]$ 时表示节点 i 对突发事件呈肯定态度。

（2）心理属性 X_i，表示节点 i 的心理倾向的大小。本章将节点的群体类型按照心理倾向划分为两种，理性群体的心理倾向为 R+和非理性群体的心理倾向为 IR−。理性群体是指在接收到突发事件时，能够冷静判断，不容易情绪激动和以自己一贯的思维去轻易下决定的一群人。非理性群体指的是情绪容易激动，容易以自己的已有认识去推断事情真假性的一群人。如果 X_i 取值为[0,0.5]，说明节点 i 属于理性群体的心理倾向 R+，否则属于非理性群体的心理倾向 IR−。

（3）节点的平均度 $\bar{k}$，$\bar{k}$ 值越大，说明社交网络中节点的平均邻居节点越多，在网络总人数不变的情况下，说明网络的凝聚力越大。

（4）理性群体的外部因素影响率 ∂_{R}，表示理性群体中节点的观点受外界观点影响的程度，∂_{R} 越大，说明理性群体越容易被别人的观点所影响；反之，则越不容易受别人的观点影响。

（5）非理性群体的外部因素影响率 ∂_{IR}，表示非理性群体中节点的观点受外界观点影响的程度，∂_{IR} 越大，说明非理性群体越容易被别人的观点所影响；反之，则越不容易受别人的观点影响。

（6）观点相似度阈值 μ，μ 的取值范围为[0,0.5]，若 $\left|V_i - V_j\right| \leqslant \mu$，表示节点 i 与节点 j 的观点存在一定的相似性，否则认为节点 i 与节点 j 的观点不具备相似性。

（7）言论可信度 C_i，表示节点 i 言论的可信度。

（8）言论可信度阈值 γ，γ 的取值范围为[0,1]。

2. 观点演化模型及演化规则

（1）假设社交网络中总人数是一定的，将节点的度设置为一个可变的参数，如 $\bar{k}=6$，构建一个无向的社交网络。

（2）先将社交网络中所有节点都设置成易感染节点 S，再随机选取社交网络中某一个节点设置成感染节点 I，如假设节点 j 为传播节点。

（3）感染节点 I 将突发事件向周围邻居节点进行传播，假设节点 i 为节点 j 的邻居节点之一，周围邻居节点如果不是免疫节点 R 的话，会接收到传播节点 I 的信息，信息描述了突发事件的内容以及传播节点对突发事件的看法。

（4）周围邻居节点在接收到传播节点的信息后，会先进行观点演化，以节点 j 与节点 i 举例，具体演化过程如下：

① 先判断节点 i 的心理倾向 X_i，如果 $X_i \in (0.5,1]$，则认为节点 i 属于非理性群体的心理倾向 IR−。

② 如果 $X_i \in [0,0.5]$，则认为节点 i 属于理性群体的心理倾向 R+。

③ 再判断节点 i 对突发事件的看法与节点 j 对突发事件看法的差距是否小于观点相似度阈值 μ，如 $\left|V_i - V_j\right| < \mu$。

④ 如果节点 i 与节点 j 的观点差距小于观点相似度阈值 μ，则认为节点 i 与节点 j 对突发事件的看法是相似的，且节点 i 属于非理性群体的心理倾向 IR−，那么节点 i 观点将根据式（6-1）进行演化：

$$V_i^{t+1} = (1 - \partial_{\mathrm{IR}}) \cdot V_i^t + \partial_{\mathrm{IR}} \cdot V_j^t \tag{6-1}$$

⑤ 如果节点 i 与节点 j 对突发事件的看法是相似的，且节点 i 属于理性群体的心理倾向 R+，那么节点 i 的观点将根据式（6-2）进行演化：

$$V_i^{t+1} = (1 - \partial_{\mathrm{R}}) \cdot V_i^t + \partial_{\mathrm{R}} \cdot V_j^t \tag{6-2}$$

式中，$\partial_{\mathrm{R}} = \partial_{\mathrm{IR}} \cdot \theta$，$\theta \in [0.5,1]$，为一个常数。如果节点 i 与节点 j 对突发事件的观点差距大于相似度阈值 μ，则认为节点 i 与节点 j 对突发事件的看法是不相似的。

⑥ 若观点差距大于观点相似度阈值 μ，那么先判断节点 j 发表观点的言论可信度 C_j，如果 $C_j \geqslant \gamma$，则判断节点 j 对突发事件所发表的言论是不可信的，且节点 i 属于非理性群体，则节点 i 的观点将根据式（6-3）进行演化，表示节点 i 拒绝接受节点 j 的观点，并试图从节点 j 的观点对立面来考虑突发事件的内容，否则认为节点 i 接受节点 j 的观点，按照式（6-4）进行演化：

$$V_i^{t+1} = 1 - V_j^t \tag{6-3}$$

$$V_i^{t+1} = V_j^t \tag{6-4}$$

⑦ 如果 $C_j \geqslant \gamma$，则判断节点 j 对突发事件所发表的言论是不可信的，且节点 i 属于理性群体，则节点 i 的观点将根据式（6-5）进行演化，即坚持自己对突发事件的第一看法，否则认为节点 i 接受节点 j 的观点，按照式（6-4）进行演化。

$$V_i^{t+1} = V_i^t \tag{6-5}$$

3. 观点传播模型及演化规则

在社交网络中，假设其中一个节点 i 接收到节点 j 传播的消息后，节点 i 会先根据观点演化模型进行观点演化，然后节点 i 对突发事件进行传播演化，具体传播行为如下：

（1）假设节点 i 属于 S（易感节点），那么节点 i 可能会传播突发事件给其周围邻居节点，从而变成传播节点 I（感染节点），或者不感兴趣变成免疫节点 R。

（2）假设节点 i 属于传播节点 I（感染节点），那么在接收到节点 j 的信息后，节点 i 可能会先更新观点，然后继续将观点传播下去，也可能选择不继续传播，从而变成免疫节点 R。

（3）假如节点 i 属于免疫节点 R，那么节点 i 即使接收到来自节点 j 的消息，也会不感兴趣，从而不会传播突发事件。

观点传播模型认为，节点 i 如果不属于免疫节点 R，那么节点 i 传播突发事件与否取决于环境和心理倾向两个因素，即认为环境是决定节点 i 是否传播突发事件的外驱因素，心理倾向是决定节点 i 是否传播突发事件的内驱因素，这里用超网络模型表示，如图 6-1 所示。

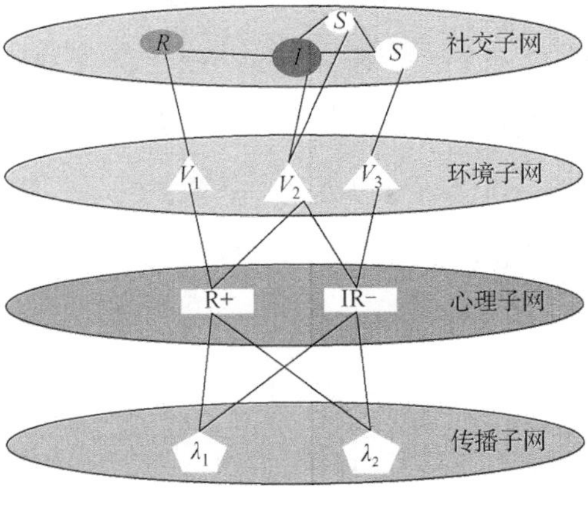

图 6-1 社交网络超网络模型

在社交网络中，节点 i 是否传播或者是否继续传播由概率值 λ 表示，$\lambda \in [0,1]$，λ 的取值取决于节点 i 所处的环境因素，即节点 i 周围传播突发事件的邻居节点看待突发事件的平均观点；以及节点 i 的心理倾向，即节点 i 是理性节点或者非理性节点。具体公式如下：

（1）如果节点 i 属于非理性节点，从节点的心理情绪来说，由于非理性节点情绪不稳定，并且容易在舆论中抱团，即将消息传播给自己的传播者看待突发事件的观点和自己看待突发事件的观点越一致，自己就越容易转发。从周围环境来说，由于社交网络不具备匿名性的特征，那么节点 i 如果对突发事件的观点与周围邻居观点越不一致的话，由于“沉默的螺旋”效应，节点 i 就越不容易传播突发事件，所以公式可以写为

$$\lambda = (1 - |\overline{V_{nei}} - V_i|) \cdot (1 - |V_j - V_i|) \tag{6-6}$$

（2）如果节点 i 属于理性节点，从节点的心理情绪来说，由于理性节点在面对突发事件时比较追求突发事件的可信度，不易随波逐流抱大团，所以如果传播者 j 将突发事件传播给节点 i 时，节点 j 所表达的观点可信度 C_j 越高，表示节点 i 越容易传播突发事件；否则，越不容易传播突发事件。因此，节点 i 的传播概率 λ 可以表示为

$$\lambda = (1 - |\overline{V_{nei}} - V_i|) \cdot C_j \tag{6-7}$$

（3）假如突发事件由节点 j 传给节点 i。根据社交网络中网民情绪感染原则，网民之间经常在不知情的情况下互相模仿，并且情绪互相感染。因此，假设当节点 i 属于易感染节点 S 或者传播节点 I 时，其在接受外界消息，即接受传播节点 j 的观点时，若 $|V_i - V_j| < \mu$，则节点 i 的心理情绪会逐渐向节点 j 的心理倾向靠拢，表现为式（6-8）：

$$X_i^{t+1} = X_i^t + \eta \cdot (X_j^t - X_i^t) \tag{6-8}$$

（4）考虑到传播节点不可能一直传播谣言，传播节点在传播过程中有 10%的概率会忘记突发事件，从而变成免疫者。

6.4 实验结果及分析

为了降低在线社会网络中突发事件舆论场的负面影响，本章采用 Netlogo 在无向社交网络中对舆论场模型进行仿真，探究模型中不同的参数对模型的影响，从而为政府提供一些管理建议。

6.4.1 节点的度对传播过程的影响

图 6-2 表示节点的度对节点传播的影响，图 6-2（a）与图 6-2（b）为节点的平均度分别为 10 与 5 的社交网络中，无知者、免疫者和传播者的人数随时间变化情况。在社交网络中，本节假定模型的节点度的参数分别设定为$\overline{k}=10$，$\overline{k}=5$，其余参数设为$P=300$，$X_i\in[0.5,1]$，$C_j\in[0.5,1]$，$\partial_{\text{IR}}=0.5$，$\lambda=0.6$，$\mu=0.5$，$\gamma=0.6$，$\eta=0.6$，$V_i\in[0.33,0.66]$。可以看出，在相同条件下，图 6-2（a）中的无知者数量以极快的速度下降至 0，说明社交网络中所有节点都被传播到了，而图 6-2（b）中无知者数量从最高峰下降到一定数值便不再变化，说明突发事件在图 6-2（b）中的社交网络中传播，其中有一部分人在接收突发事件后不愿意继续传播下去，导致突发事件止于这些节点，所以说明社交网络的节点间的度数越大，突发事件在社交网络就越容易传播。

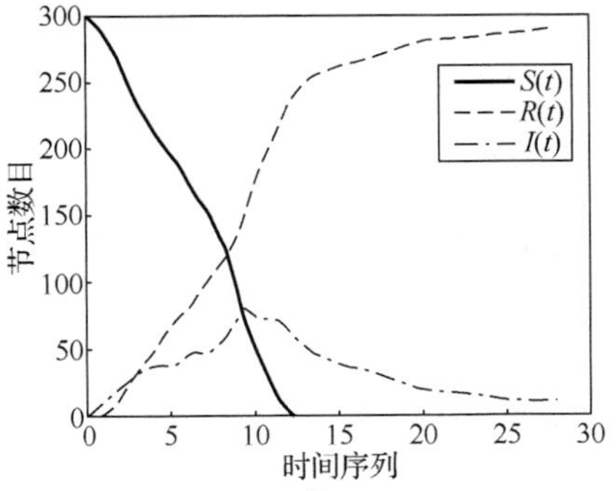

（a）$\overline{k}$=10

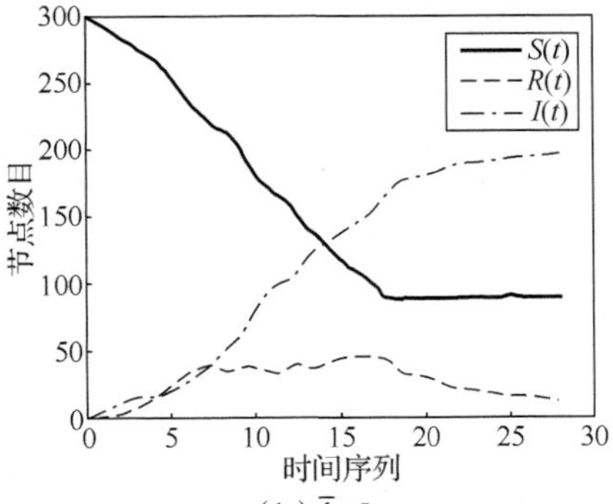

（b）$\overline{k}$=5

图 6-2 不同$\overline{k}$取值下，无知者、免疫者和传播者人数随时间变化趋势

6.4.2 可信度对传播过程的影响

突发事件传播的可信度指的是在整个社交网络中，传播者对突发事件发表的观点的平均可信度。图 6-3 表示对于同一个社交网络，分别探究传播可信度高和传播可信度低的消息时，拥有 0%理性、50%理性和 100%理性的群体对突发事件传播的速度和程度的影响。假设其他条件不变，如 $P=500$ ，$\partial_{\mathrm{IR}}=0.5$ ，$\lambda=0.6$ ，$\mu=0.5$ ，$\gamma=0.6$ ，$\eta=0.6$ ，$V_i\in[0.33,0.66]$ ，$\bar{k}=10$ 。

（1）当突发事件在社交网络中突然爆发时，如果社交网络中的传播者对突发事件的观点和评论给人一种普遍可信的感觉，普遍可信不代表突发事件就是真事，比如保健消息在老年人群体中的传播。当 $C_j\in[0.5,1]$，图 6-3（a）～（c）分别代表网络中节点的理性程度为 100%、50%和 0%的节点在面对具有普遍可信的观点时，对突发事件的传播情况。从图 6-3（a）～（c）中可以看出，随着理性节点的占比下降，无知者下降的速度越来越快，说明在社交网络中理性的节点越少，可信度高的突发事件在网络中传播就越快。

（2）当突发事件在社交网络中突然爆发时，如果社交网络中的传播者对突发事件的观点和评论给人一种普遍不可信的感觉，即 $C_j\in[0,0.5)$，图 6-3（d）～（f）分别代表网络中节点的理性程度为 100%、50%和 0%的节点在面对具有普遍不可信的观点时，对突发事件的传播情况。从图 6-3（d）～（f）中可以看出，在面对不可信的突发事件时，社交网络中的理性节点占比越多，不具备可信度的突发事件在网络中就越难传播。

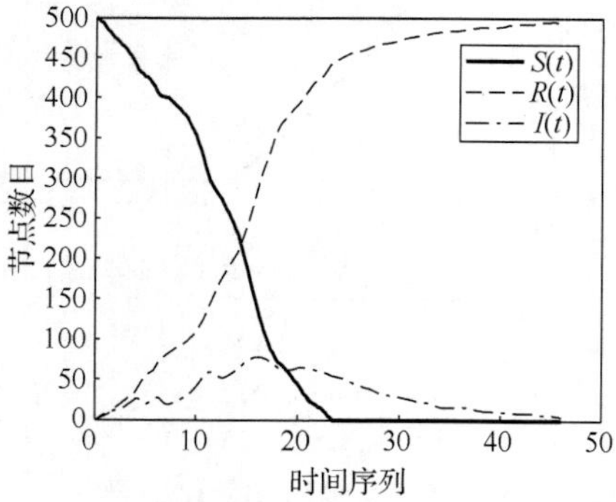

（a）$C_j\in[0.5,1]$，100%理性的群体

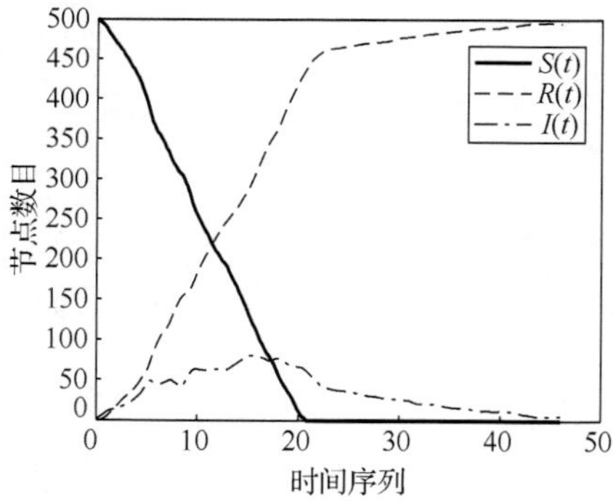

（b）$C_j\in[0.5,1]$，50%理性的群体

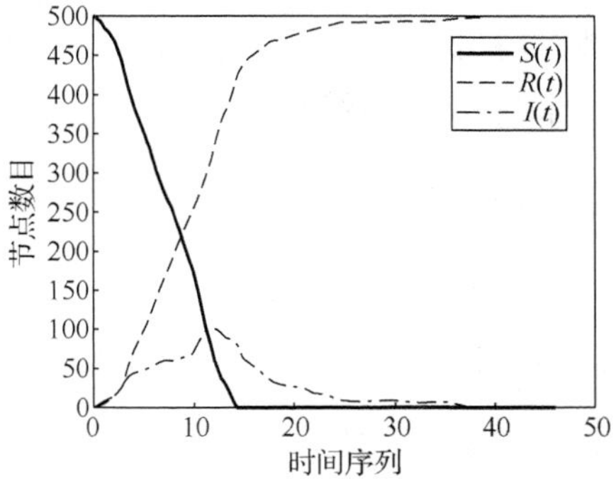

（c）$C_j \in [0.5,1]$，0%理性的群体

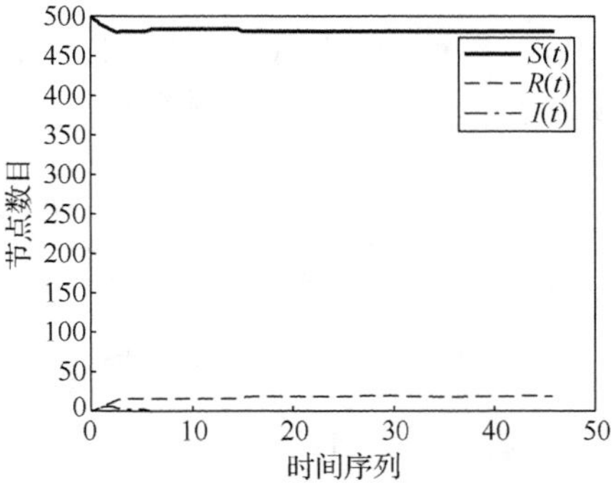

（d）$C_j \in [0,0.5)$，100%理性的群体

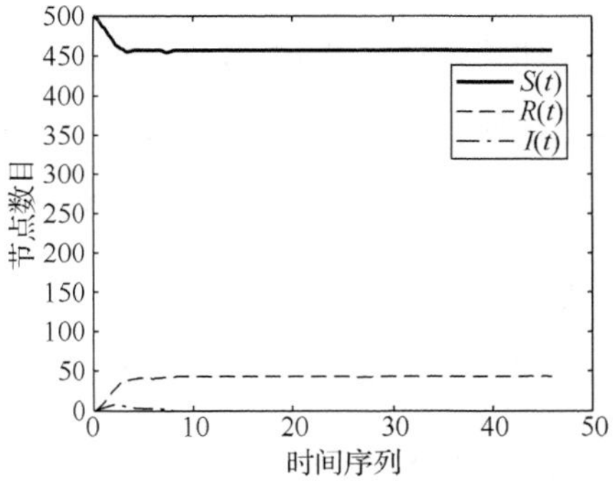

（e）$C_j \in [0,0.5)$，50%理性的群体

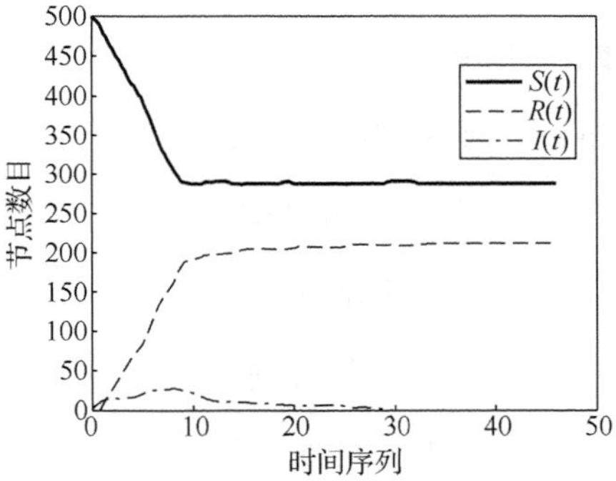

（f）$C_j \in [0,0.5)$，0%理性的群体

图 6-3　不同 C_j 取值下，无知者、免疫者和传播者人数随时间变化趋势

6.4.3　政府干预对传播过程的影响

在现实生活中，突发事件无时无刻不在发生，其中一些突发事件是谣言，但在特定的群体中，如果突发事件的可信度较高，且整体传播令人信服度较高时，会造成严重的社会后果，如用户感染新冠病毒突发事件，此时就需要政府出面进行干预。因此，政府在不同情况下对社交网络舆论场采取哪种措施，能更有效地抑制突发事件传播，是本节的关键问题。

1. 政府是否实施干预

图 6-4 表示对于同一个社交网络，政府不实施干预措施以及在不同政府公信力情况下实施辟谣措施，对理性群体与非理性群体中突发事件传播者数量的影响。假设其他条件不变时，比如节点受外界因素影响程度、节点总数、平均度等，如

$P=500$，$X_i \in [0.5,1]$，$C_j \in [0.5,1]$，$\partial_{\mathrm{IR}}=0.8$，$\lambda=0.6$，$\mu=0.5$，$\gamma=0.6$，$\eta=0.6$，$V_i \in [0.66,1]$。图 6-4（a）～（c）为在政府是否采取干预措施，理性个体在社交传播网络中对突发事件传播者的数量变化，图 6-4（d）～（f）为在政府是否采取干预措施，非理性个体在社交传播网络中对突发事件传播者的数量变化。

从图 6-4（a）、（d）中可以看出，在政府不实施干预措施时，理性群体中对突发事件传播者数量比非理性群体较低，这说明理性群体对突发事件的谣言抵抗力更强。从图 6-4（b）、（e）中可以看出，当政府公信力较低时，政府实施辟谣措施，相对于政府不实施干预措施，理性群体与非理性群体中传播者数量无明显变化，这说明一个公信力较低的政府对突发事件实施辟谣措施，对理性群体与非理性群体支持突发事件无明显抑制作用。从图 6-4（c）、（f）中可以看出，当政府公信力较高时，政府实施辟谣措施，相对于政府不实施干预措施，理性群体与非理性群体中传播者数量均明显降低，这说明一个公信力较高的政府对突发事件实施辟谣措施，对理性群体与非理性群体中突发事件传播者均具有较好的抑制作用。因此，政府应加强其公信力，并及时关注突发事件的传播，尤其是群众更愿意相信且传播可信度较大的突发事件。这样在面临突发事件的突然爆发时，政府才能有相对较好的应对措施，有效地抑制突发事件传播，以降低在线社会网络对社会稳定造成的恶意影响。其次，政府若发现具有严重社会危害性突发事件的传播迹象，应该立刻进行阻断，尤其在政府公信力不够的情况下。

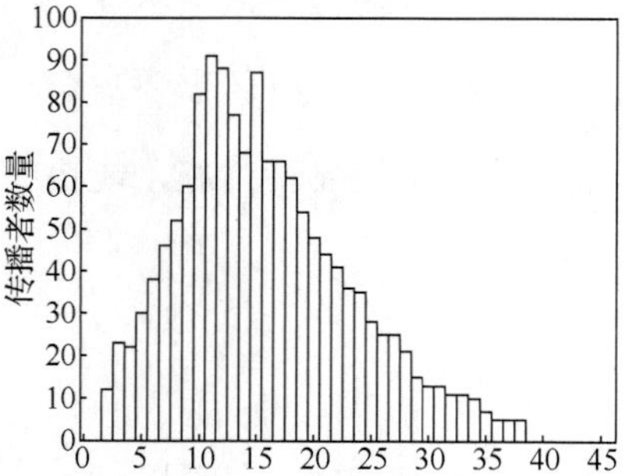

（a）政府不实施干预时的理性群体

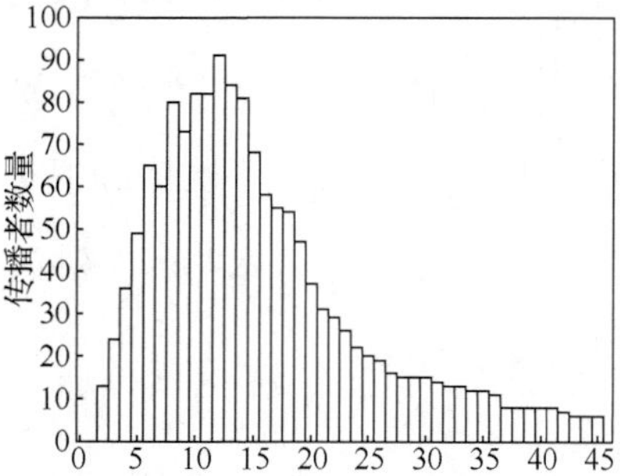

（b）公信力低政府辟谣时的理性群体

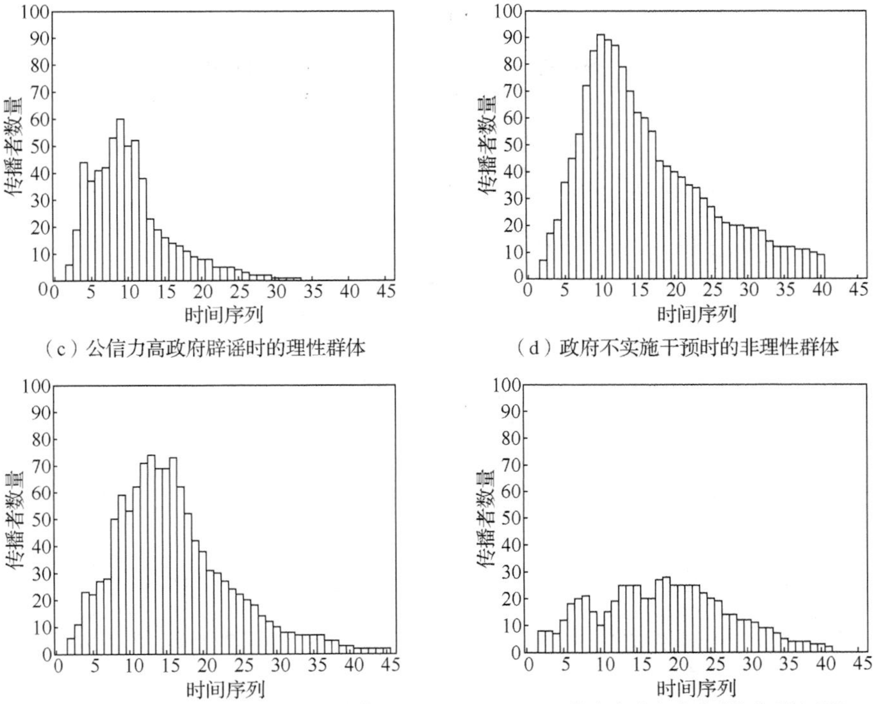

（c）公信力高政府辟谣时的理性群体

（d）政府不实施干预时的非理性群体

（e）公信力低政府辟谣时的非理性群体

（f）公信力高政府辟谣时的非理性群体

图 6-4　不同政府公信力下，传播者数量随时间变化趋势

2. 政府实施阻断与辟谣措施

在现实生活中，面对在线社会网络中的突发事件，政府往往采取阻断和辟谣措施来抑制突发事件的传播和爆发，为探究哪种干预措施能更为有效地抑制谣言传播，本节分析了两种干预措施，即在传播中仅实施阻断措施和同时实施阻断与辟谣措施，对谣言传播过程的影响。

对于第一种情况，政府在传播初期实施阻断，即在突发事件尚未广泛传播时将其阻断，图 6-5 给出了其他条件不变时，随机阻断 10%的传播者分别对理性群体与非理性群体中传播者数量的影响。从图 6-5 中可以看出，无论是理性群体还是非理性群体，消息难以传播出去，导致传播者数量降到最低，接近于 0，对比其他干预方式，实施阻断措施，对理性群体及非理性群体中传播者数量的抑制作用更大，效果更优。因此，如果政府能及早发现突发事件的传播迹象，并采取及时阻断措施，则可以良好地抑制突发事件在社交网络中的传播。但是由于突发事件的突发性与迅速扩散性，政府往往难以及时反应，在传播初期实施阻断略显困难。因此，本节亦分析了突发事件传播一段时间后再进行阻断，对理性群体与非理性群体中传播者数量的影响，如第二种情况所示。

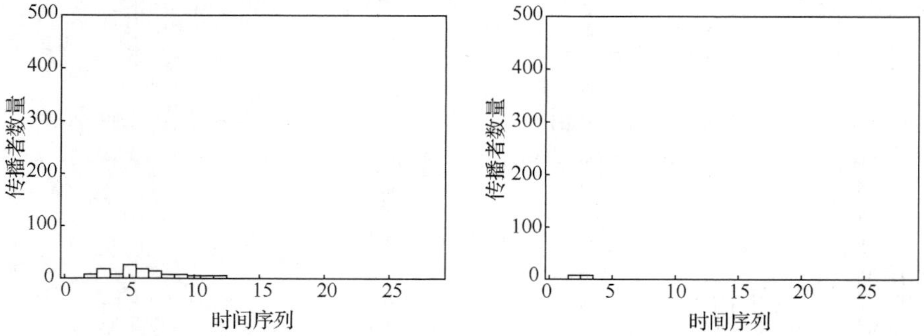

（a）政府实施阻断时的理性群体　（b）政府实施阻断时的非理性群体

图 6-5　突发事件初期，阻断 10%的传播节点传播者数量随时间的变化趋势

对于第二种情况，在传播过程中实施阻断措施，图 6-6 给出了其他条件不变时，在传播者数量到达 10%时，随机阻断 10%的传播者，分别对理性群体与非理性群体中传播者数量的影响。对比图 6-6（a）、（b）和图 6-4（a）、（b）可以看出，相较于政府不实施干预措施，实施阻断措施时，对理性群体和非理性群体中传播者数量无明显效果，这说明如果政府没有及早发现突发事件的传播迹象，而是等突发事件传播一段时间后再进行阻断，且没有采取辟谣的方式，则无论政府公信力如何，都难以阻止突发事件在社交网络的广泛传播。因此，政府应当完善突发事件谣言监测机制，提高对突发事件的反应能力，提前制定突发事件干预策略，从而避免舆论危机的发生。

图 6-7 给出了其他条件不变时，在传播者数量到达 10%时，公信力高的政府在传播过程中同时实施阻断与辟谣措施，即随机阻断 10%的传播者以及引入 10%辟谣者，分别对理性群体与非理性群体中传播者数量的影响。图 6-8 给出了其他条件不变时，在传播初期时，公信力高的政府实施辟谣措施，分别对理性群体与非理性群体中传播者数量的影响。对比图 6-7（a）、（b），图 6-4（a）、（b）与

图 6-6（a）、（b）可以看出，相较于政府不实施干预以及仅实施阻断，在传播过程中同时实施阻断与辟谣措施时，理性群体和非理性群体中传播者数量更少，说明其抑制效果更优，对比图 6-8（a）、（b），图 6-6（a）、（b）与图 6-5（a）、（b）可以看出，相较于在传播过程中同时实施阻断与辟谣措施，在传播初期时，公信力高的政府实施辟谣措施或者阻断措施，对理性群体及非理性群体中传播者数量的抑制作用更大，效果更优。因此，政府应当提高对突发事件的反应时间，以降低突发事件抑制成本。

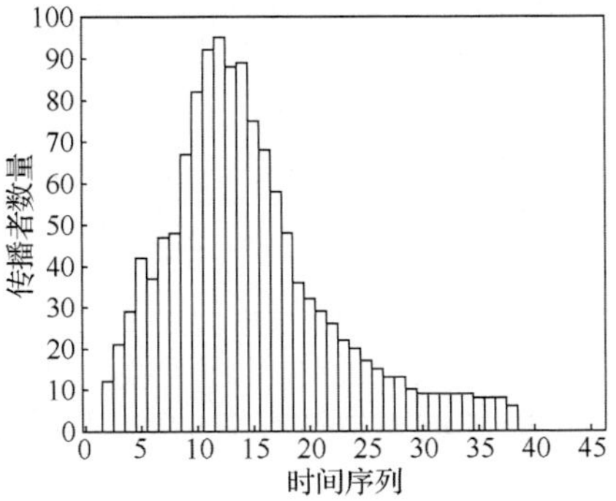

（a）政府实施阻断时的理性群体

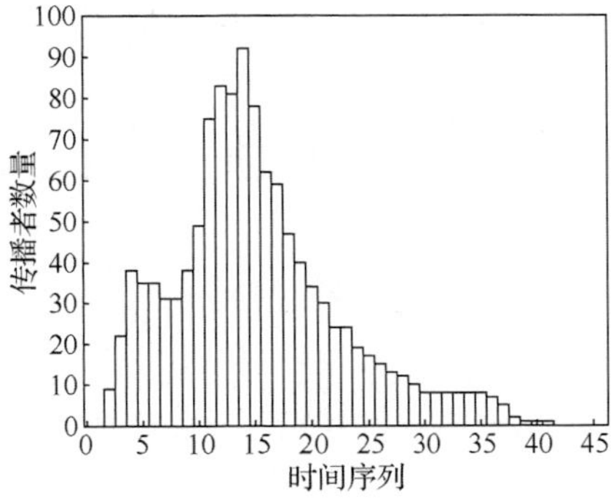

（b）政府实施阻断时的非理性群体

图 6-6　突发事件过程中，阻断传播节点传播者数量随时间变化趋势

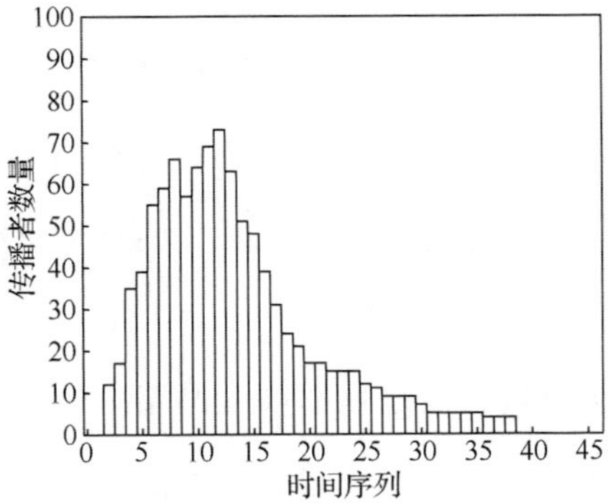

（a）政府实施阻断与辟谣时的理性群体

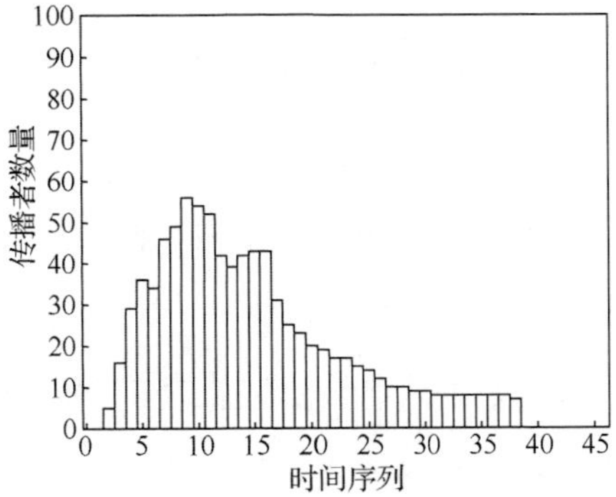

（b）政府实施阻断与辟谣时的非理性群体

图 6-7　突发事件过程中，阻断传播节点并引入辟谣节点传播者数量随时间变化趋势

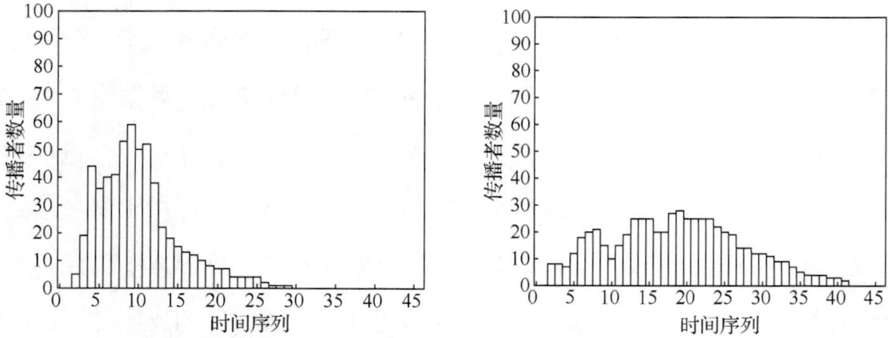

（a）政府实施辟谣时的理性群体　（b）政府实施辟谣时的非理性群体

图 6-8　突发事件初期，公信力高的政府实施辟谣时传播者数量随时间变化趋势

6.5　本章小结

1. 研究结论

通过对本章构建的基于超网络的社交网络舆论场模型进行分析，可以得出以下结论：

（1）在社交网络中，节点间平均度越大，突发事件在社交网络中的传播速度越快，范围越广。

（2）突发事件在社交网络的传播中，突发事件在传播过程中展现的可信度越高，那么其在非理性节点占比较多的社交网络中传播速度越快，传播范围越广。反之，如果突发事件在传播过程中展现的可信度越低，则其在社交网络中就越难传播。

（3）如果政府公信度较高，并且其较早发现突发事件在社交网络中传播，并采取有效的辟谣方式，则无论社交网络中非理性节点占比多少，都能有效抑制突发事件在社交网络中的传播。

（4）在面对群众更愿意相信的突发事件，并且突发事件在社交网络中的传播可信度也处于较高范围时，如果政府公信力不够，就算政府及早发现突发事件的传播迹象，若不采取阻断措施，而是选择辟谣，那么辟谣效果可以说完全无效。

（5）在面对突发事件在社交网络中传播时，尤其是群众更愿意相信且传播可信度较大的突发事件，如果政府能够及时发现突发事件有传播的苗头并将其阻断，或者在突发事件传播初期采取有公信力的辟谣措施，会大大抑制该突发事件的传播。

2. 策略建议

基于以上研究结论，本章给出如下相关策略建议。

首先，政府在平时应该加强自己的公信力，并及时关注突发事件的传播，尤其是群众更愿意相信且传播可信度较大的突发事件。这样在面临突发事件的突然爆发时，政府才能有相对较好的应对措施。其次，政府如果能尽早发现具有严重社会危害性突发事件的传播苗头，就应该尽早进行阻断，尤其对于政府公信力不够的情况而言。最后，如果政府发现具有一定社会危害性且群众愿意相信的突发事件已经传播了一段时间，但是还未达到传播最高峰时，如果此时采取阻断，效果并不明显，如果政府公信力高，应该采取阻断加辟谣的手段。如果政府公信力低，那么很难阻止突发事件继续扩散。

3. 研究局限

本章基于 SIR 模型及超网络理论，构建了社交网络的观点演化模型以及观点传播模型，并在模型上进行一定的分析，给予了政府在面对突发事件时的一些处理建议，因此具备一定的现实意义。但是本章也存在一定的局限性，首先，本章的模型仿真是建立在随机生成的数据上，没有在真实数据上进行模拟仿真；其次，本章是基于 Netlogo 进行仿真模拟，由于 Netlogo 本身存在的局限性，无法处理太大规模的数据。因此，未来可以基于真实数据进行仿真，研究模型的有效性，以及采取其他软件来进行大规模的数据处理。

参 考 文 献

[1] Peterson W A, Gist N P. Rumor and public opinion[J]. American Journal of Sociology, 1951, 57(2): 159-167.

[2] 陈燕方, 李志宇, 梁循, 等. 在线社会网络谣言检测综述[J]. 计算机学报, 2018, 427(7): 220-249.

[3] Kupferschmidt K. Preprints bring "firehose" of outbreak data[J]. Science, 2020, 367(6481): 963-964.

[4] Zarocostas J. How to fight an infodemic[J]. The Lancet, 2020, 395(10225): 676.

[5] Vaezi A, Javanmard S H. Infodemic and risk communication in the era of CoV-19[J]. Advanced Biomedical Research, 2020, 9(11): 1-6.

[6] Gao J L, Zheng P P, Jia Y N, et al. Mental health problems and social media exposure during COVID-19 outbreak[J]. PLoS One, 2020, 15(4): e0231924 .

[7] Hu Z, Yang Z, Li Q, et al. Infodemiological study on COVID-19 epidemic and COVID-19 infodemic[EB/OL]. (2020-03-04)[2020-10-25]. https://www.researchgate.net/publication/339442972.

[8] Depoux A, Martin S, Karafillakis E, et al. The pandemic of social media panic travels faster than the COVID-19 outbreak[J]. Journal of Travel Medicine, 2020,27(3):taaa031.

[9] Muruganantham A, Gandhi G M. Framework for social media analytics based on multi-criteria decision making (MCDM) model[J]. Multimedia Tools and Applications, 2020, 79(5): 3913-3927.

[10] Roy M, Moreau N, Rousseau C, et al. Ebola and localized blame on social media: Analysis of Twitter and Facebook conversations during the 2014-2015 Ebola epidemic[J]. Culture, Medicine, and Psychiatry, 2020, 44(1): 56-79.

[11] Atlani-Duault L, Ward J K, Roy M, et al. Tracking online heroisation and blame in epidemics[J]. The Lancet Public Health, 2020, 5(3): E137-E138.

[12] Marshall P D. Celebrity, politics, and new media: An essay on the implications of pandemic fame and persona[J]. International Journal of Politics, Culture, and Society, 2020, 33(1): 89-104.

[13] Jahanbin K, Rahmanian V. Using Twitter and web news mining to predict COVID-19 outbreak[J]. Asian Pacific Journal of Tropical Medicine, 2020, 13(8): 378-380.

[14] Shi L L, Liu L, Wu Y, et al. Human-centric cyber social computing model for hot-event detection and propagation[J]. IEEE Transactions on Computational Social Systems, 2019, 6(5): 1042-1050.

[15] 胡正荣, 段鹏, 张磊. 传播学总论[M]. 北京: 清华大学出版社, 2008.

[16] Shannon C E. A mathematical theory of communication[J]. The Bell System Technical Journal, 1948, 27(3): 379-423.

[17] Schramm W. How communication works[M]. Urbana: University of Illinois Press, 1954.

[18] 石颖. 对网络危机传播的基本思考[D]. 长春: 吉林大学, 2007.

[19] 殷晓蓉. 网络传播文化历史与未来[M]. 北京: 清华大学出版社, 2005.

[20] 邱均平, 苏金燕, 牛培源, 等. 网络信息传播特点及其对和谐社会建设的积极影响[J]. 山东社会科学, 2008, 28(5): 38-40.

[21] 刘弢. 网络传播复杂性理论初探[D]. 上海: 华东师范大学, 2008.

[22] Bailey N T J. The mathematical theory of infectious diseases and its applications[M]. New York: Hafner Press, 1975.

[23] Murray J D. Mathematical biology[M]. Berlin: Springer-Verlag, 1993.

[24] 马知恩, 周义仓, 王稳地, 等. 传染病动力学的数学建模与研究[M]. 北京: 科学出版社, 2004.

[25] 李光正, 史定华. 复杂网络上 SIRS 类疾病传播行为分析[J]. 自然科学进展, 2006, 16(4): 508-512.

[26] 夏承遗, 刘忠信, 陈增强, 等. 复杂网络上带有直接免疫的 SIRS 类传染模型研究[J]. 控制与决策, 2008, 23(4): 468-472.

[27] Barabasi A L, Albert R. Emergence of scaling in random networks[J]. Science, 1999, 286(5439): 509-512.

[28] Albert R, Barabasi A L. Statistical mechanics of complex networks[J]. Reviews of Modern Physics, 2002, 74(1):

47-97.

[29] 汪小帆, 李翔, 陈关荣. 复杂网络理论及其应用[M]. 北京: 清华大学出版社, 2006.

[30] Erdős P, Rényi A. On the evolution of random graphs[J]. Transactions of the American Mathematical Society, 1960, 286(1): 257-274.

[31] Watts D J, Strogatz S H. Collective dynamics of "small-world" networks[J]. Nature, 1998, 393(6684): 440-442.

[32] 郭雷, 许晓鸣. 复杂网络[M]. 上海: 上海科技教育出版社, 2006.

[33] 刘涛, 陈忠, 陈晓荣, 等. 复杂网络理论及其应用研究概述[J]. 系统工程, 2005, 23(6): 1-7.

[34] 史定华. 网络——探索复杂性的新途径[J]. 系统工程学报, 2005, 20(2): 115-119.

[35] 吴金闪, 狄增如. 从统计物理学看复杂网络研究[J]. 物理学进展, 2004, 24(1): 18-46.

[36] 汪小帆, 李翔, 陈关荣. 网络科学导论[M]. 北京: 高等教育出版社, 2012.

[37] 周涛, 柏文洁, 汪秉宏, 等. 复杂网络研究概述[J]. 物理, 2005, 34(1): 31-36.

[38] 荣智海, 唐明, 汪小帆, 等. 复杂网络 2012 年度盘点[J]. 电子科技大学学报, 2012, 41(6): 801-806.

[39] Richardson M, Domingos P. Mining knowledge-sharing sites for viral marketing[C]//Proceedings of the Eighth ACM SIGKDD International Conference on Knowledge Discovery and Data Mining,ACM, 2002: 61-70.

[40] Barrat A, Weigt M. On the properties of small-world network models[J]. The European Physical Journal B-Condensed Matter and Complex Systems, 2000, 13(3): 547-560.

[41] Aiello W, Chung F, Lu L. A random graph model for power law graphs[J]. Experimental Mathematics, 2001, 10(1): 53-66.

[42] Zhang G Q, Zhang G Q, Yang Q F, et al. Evolution of the internet and its cores[J]. New Journal of Physics, 2008, 10(12): 123027.

[43] Grossman J W, Ion P D F. On a portion of the well-known collaboration graph[J]. Congressus Numerantium, 1995: 129-132.

[44] Newman M E J, Park J. Why social networks are different from other types of networks[J]. Physical Review E, 2003, 68(3): 036122.

[45] Xiao F W, Chen G. Complex networks: Small-world, scale-free and beyond[J]. IEEE Circuits & Systems Magazine, 2003, 3(1): 6-20.

[46] Newman M E J. Assortative mixing in networks[J]. Physical Review Letters, 2002, 89(20): 208701.

[47] Newman M E J. Mixing patterns in networks[J]. Physical Review E, 2002, 67(2): 026126.

[48] Clauset A, Newman M E J, Moore C. Finding community structure in very large networks[J]. Physical Review E, 2004, 70(6): 066111.

[49] Price D D S. A general theory of bibliometric and other cumulative advantage processes[J]. Journal of the American Society for Information Science, 1976, 27(5): 292-306.

[50] Price D J D S. Networks of scientific papers[J]. Science, 1965, 149(3683): 510-515.

[51] Baker W E. 社会资本制胜——如何挖掘个人与企业网络中的隐性资源[M]. 王晓冬, 译. 上海: 上海交通大学出版社, 2002.

[52] Scott J. 社会网络分析法[M]. 刘军, 译. 重庆: 重庆大学出版社, 2007.

[53] Bai Y, Hong L. Multi-scale analysis and modeling of user session traffic in social networks[J]. Communication Technology, 2008(11): 85-88.

[54] 唐家婕. Facebook 用户数突破 10 亿[EB/OL]. (2012-10-05)[2020-10-25]. http: //international.caixin.com/2012-10-05/100444055.html.

[55] Kleinberg J. The convergence of social and technological networks[J]. Communications of the ACM, 2008, 51(11): 66-72.

[56] Mega G, Montresor A, Picco G P. Social overlays meet the cloud: A hybrid architecture for profile dissemination in decentralized social networks[J]. IEEE Transactions on Network Science and Engineering, 2019, 6(4): 613-627.

[57] 丁学君. 基于 SCIR 的微博舆情话题传播模型研究[J]. 计算机工程与应用, 2015, 51(8): 20-26.

[58] 何音, 夏志杰, 翟玥, 等. 突发事件情境下影响媒体官方微博传播的因素研究——基于多分 logistic 回归[J]. 情报科学, 2017(4): 46-50.

[59] 周全, 汤书昆. 社会化媒体信息源感知可信度及其影响因素研究——一项基于微博用户方便样本调查的实证分析[J]. 新闻与传播研究, 2015(4): 18-35.

[60] Ding X J, Tian Y. Predicting retweeting behavior based on BPNN in emergency incidents[J]. Asia-Pacific Journal of Operational Research, 2017, 34(1): 1740011.

[61] Tanaka Y, Sakamoto Y, Matsuka T. Transmission of rumor and criticism in Twitter after the Great Japan Earthquake[C]//Annual Meeting of The Cognitive Science Society,2012: 2387-2392.

[62] Chew C, Eysenbach G. Pandemics in the age of Twitter: Content analysis of tweets during the 2009 H1N1 outbreak[J]. Plos One, 2010, 5(11): e14118.

[63] Zhao L, Wang Q, Cheng J, et al. Rumor spreading model with consideration of forgetting mechanism: A case of online blogging LiveJournal[J]. Physica A: Statistical Mechanics and its Applications, 2011, 390(13): 2619-2625.

[64] Guarino S, Trino N, Celestini A, et al. Characterizing networks of propaganda on Twitter: A case study[J]. Applied Network Science, 2020, 5(1): 1-22.

[65] Lin L, Xu J Y, Xing L Z, et al. Analysis on the topological structure of Inter-Enterprise technology transfer network: Taking Z-Park as an example[J]. International Journal of Modern Physics B, 2020, 34(11): 2050131.

[66] Choi S, Park H W. Networking interest and networked structure: A quantitative analysis of Twitter data[J]. Social Science Computer Review, 2015, 33(2): 145-162.

[67] Leskovec J, Horvitz E. Planetary-scale views on an instant-messaging network[C]// Proceedings of the 17th International Conference on World Wide Web, Beijing, China, 2008.

[68] Smith R D. Instant messaging as a scale-free network[J]. arXiv preprint cond-mat/0206378, 2002.

[69] 胡海波, 王科, 徐玲, 等. 基于复杂网络理论的在线社会网络分析[J]. 复杂系统与复杂性科学, 2008, 5(2): 1-14.

[70] Collins J J, Chow C C. It's a small world[J]. Nature, 1998, 393(6684): 409-410.

[71] Mislove A, Marcon M, Gummadi P K, et al. Measurement and analysis of online social networks[C]//Proceedings of the 7th ACM SIGCOMM Conference on Internet Measurement, San Diego, USA, 2007.

[72] Girvan M, Newman M E J. Community structure in social and biological networks[J]. Proceedings of the National Academy of Sciences, 2002, 99(12): 7821-7826.

[73] 臧国全, 周晓倩. 隐私关注困扰下用户持续使用社交网络的动机解析[J]. 情报理论与实践, 2020, 43(3): 71-77.

[74] Ahn Y Y, Han S, Kwak H, et al. Analysis of topological characteristics of huge online social networking services[C]//Proceedings of the 16th International Conference on World Wide Web, Banff, Canada, 2007.

[75] Adamic L, Adar E. How to search a social network[J]. Social Networks, 2005, 27(3): 187-203.

[76] Liben-Nowell D. An algorithmic approach to social networks[D]. Cambridge: Massachusetts Institute of Technology, 2005.

[77] Kumar R, Novak J, Raghavan P , et al. On the bursty evolution of blogspace[J]. World Wide Web-internet & Web Information Systems, 2005, 8(2): 159-178.

[78] Wellman B. Community: From neighborhood to network[J]. Communications of the ACM, 2005, 48(10): 53-55.

[79] Hegselmann R, Krause U. Opinion dynamics driven by various ways of averaging[J]. Computational Economics, 2005, 25(4): 381-405.

[80] Kumar V, Bhaskaran V, Mirchandani R, et al. Practice prize winner - creating a measurable social media marketing strategy: Increasing the value and ROI of intangibles and tangibles for hokey pokey[J]. Marketing Science, 2013, 32(2): 194-212.

[81] Zhang L, Zhang L, Xiao K, et al. Forecasting price shocks with social attention and sentiment analysis[C]// IEEE/ACM International Conference on Advances in Social Networks Analysis & Mining, 2016.

[82] Allcott H, Gentzkow M. Social media and fake news in the 2016 election[J]. Journal of Economic Perspectives, 2017, 31(2): 211-236.

[83] 叶金珠, 佘廉. 网络突发事件蔓延机理研究[J]. 情报杂志, 2012, 31(3): 1-5.
[84] 靳松, 庄亚明. 基于 H7N9 的突发事件信息传播网络簇结构特性研究[J]. 情报杂志, 2013, 32(12): 12-17.
[85] Anyanwu C. Fear of communicating fear versus fear of terrorism: A human rights violation or a sign of our time?[J]. International Journal of Speech-Language Pathology, 2018, 20(1): 1-8.
[86] Parsegov S E, Proskurnikov A V, Tempo R, et al. Novel multidimensional models of opinion dynamics in social networks[J]. IEEE Transactions on Automatic Control, 2017, 62(5): 2270-2285.
[87] 吕立辉, 梁维薇, 冉蜀阳. 基于词林的词语相似度的度量[J]. 现代计算机, 2013(1): 3-6,9.
[88] 王晰巍, 邢云菲, 赵丹, 等. 基于社会网络分析的移动环境下网络舆情信息传播研究——以新浪微博“雾霾”话题为例[J]. 图书情报工作, 2015, 59(7): 14-22.
[89] Öztürk N, Ayvaz S. Sentiment analysis on Twitter: A text mining approach to the Syrian refugee crisis[J]. Telematics and Informatics, 2018, 35(1): 136-147.
[90] Hui C, Tyshchuk Y, Wallace W A, et al. Information cascades in social media in response to a crisis: A preliminary model and a case study[C]//Proceedings of the 21st International Conference on World Wide Web,ACM, 2012: 653-656.
[91] 任立肖, 张亮, 杜子平, 等. 复杂网络上的网络舆情演化模型研究述评[J]. 情报科学, 2014(8): 148-156.
[92] Xie Y, Qiao R, Shao G, et al. Research on Chinese social media users' spread behaviors during public emergency events[J]. Telematics and Informatics, 2017, 34(3): 740-754.
[93] Rubin V L. Deception detection and rumor debunking for social media[M]//The SAGE Handbook of Social Media Research Methods,London: SAGE, 2017: 342-360.
[94] Noelle-Neumann E. The spiral of silence a theory of public opinion[J]. Journal of Communication, 1974, 24(2): 43-51.
[95] 沈超, 朱庆华, 沈洪洲. 网络谣言传播中群体态度演变研究[J]. 数据分析与知识发现, 2016, 32(6): 37-45.
[96] 赖胜强, 唐雪梅. 基于 ELM 理论的社会化媒体信息转发研究[J]. 情报科学, 2017(9): 98-103.
[97] Yang Z, Wang C, Zhang F, et al. Emerging rumor identification for social media with hot topic detection[C]//The 12th Web Information System and Application Conference (WISA),IEEE, 2015: 53-58.
[98] Berger J A, Milkman K L. What makes online content viral?[J]. Journal of Marketing Research, 2009, 49(2): 192-205.
[99] Mohammad S M, Kiritchenko S. Using hashtags to capture fine emotion categories from tweets[J]. Computational Intelligence, 2015, 31(2): 301-326.
[100] Zhang Q, Gong Y, Wu J, et al. Retweet prediction with attention-based deep neural network[C]//Proceedings of the 25th ACM International on Conference on Information and Knowledge Management,ACM, 2016: 75-84.
[101] Zhang J, Tang J, Li J, et al. Who influenced you? Predicting retweet via social influence locality[J]. ACM Transactions on Knowledge Discovery from Data, 2015, 9(3): 1-26.
[102] 丁先存, 王芃. 国外网络谣言治理及启示[J]. 中国行政管理, 2014(9): 119-123.
[103] 唐雪梅, 赖胜强. 突发事件中政府对网络谣言的辟谣策略研究——以太伏中学事件为例[J]. 情报杂志, 2018, 37(9): 95-99.
[104] 马超. 健康议题辟谣社群的类别构成与社群结构研究——基于多主体谣言协同治理的视角[J]. 情报杂志, 2019, 38(1): 100-109.
[105] 赵鹭, 何云峰. 谣言与辟谣较量: 辟谣的难点分析及破解[J]. 西南交通大学学报(社会科学版), 2019, 20(1): 90-95.
[106] 童文胜, 易柏慧. 网络辟谣: 国内研究进展与理论分析框架[J]. 情报杂志, 2020, 39(6): 128-134,202.
[107] 王超. 辟谣何以失灵?——一个信息传播效果视角的解释框架[J]. 情报杂志, 2019, 38(5): 127-133.
[108] Einwiller S A, Kamins M A. Rumor has it: The moderating effect of identification on rumor impact and the effectiveness of rumor refutation[J]. Journal of Applied Social Psychology, 2008, 38(9): 2248-2272.
[109] Ozturk P, Li H, Sakamoto Y. Combating rumor spread on social media: The effectiveness of refutation and

warning[C]// The 48th Hawaii International Conference on System Sciences, IEEE, 2015.
[110] 贾硕, 张宁, 沈洪洲. 网络谣言传播与消解的研究进展[J]. 信息资源管理学报, 2019, 9(3): 62-72.
[111] 孙彦波, 陈达. 基于自媒体的网络政务信息传播影响因素分析[J]. 现代情报, 2018, 38(5): 87-93.
[112] Sussman S W, Siegal W S. Informational influence in organizations: An integrated approach to knowledge adoption[J]. Information Systems Research, 2003, 14(1): 47-65.
[113] 晏敬东, 杨彩霞, 张炜南. 基于生命周期理论的微博舆情引控研究[J]. 情报杂志, 2017, 36(8): 88-93.
[114] 张玥, 孙霄凌, 朱庆华. 基于 ELM 模型的微博舆情传播影响因素研究——以新浪微博为例[J]. 情报学报, 2014(4): 426-438.
[115] Maddux J E, Rogers R W. Effects of source expertness, physical attractiveness, and supporting arguments on persuasion: A case of brains over beauty[J]. Journal of Personality & Social Psychology, 1980, 39(2): 235-244.
[116] Wang R, Jin Y. An empirical study on the relationship between the followers' number and influence of microblogging[C]// International Conference on E-business & E-government, IEEE, 2010.
[117] McCombs M E, Shaw D L. The agenda-setting function of mass media[J]. Public Opinion Quarterly, 1972, 36(2): 176-187.
[118] Trevino L K, Lengel R H, Daft R L. Media symbolism, media richness, and media choice in organizations: A symbolic interactionist perspective[J]. Communication Research, 1987, 14(5): 553-574.
[119] 李明德, 蒙胜军, 张宏邦. 微博舆情传播模式研究——基于过程的分析[J]. 情报杂志, 2014(2): 120-127.
[120] 陈福集, 张燕. 基于 E-Divisive 的网络舆情演化分析[J]. 情报杂志, 2016, 35(4): 75-79.
[121] 张华平, 商建云. NLPIR-Parser: 大数据语义智能分析平台[J]. 语料库语言学, 2019(1): 87-104.
[122] 江苏佳. 信息疫情: 新冠肺炎疫情谣言传播及应对研究[J]. 科普研究, 2020, 15(1): 70-78.
[123] 刘晓丹. 社会危机事件中微博谣言传播的影响因素研究——以 MH370 失联为例[D]. 大连: 大连理工大学, 2015.
[124] 杜骏飞. 流言的流变: SARS 舆情的传播学分析[J]. 南京大学学报(哲学•人文科学•社会科学), 2003, 40(5): 118-126.
[125] Wang B, Chen G, Fu L, et al. DRIMUX: Dynamic rumor influence minimization with user experience in social networks[J]. IEEE Transactions on Knowledge and Data Engineering, 2017, 29(10): 2168-2181.
[126] 任天功. 社交网络中转发预测的研究[D]. 哈尔滨: 哈尔滨理工大学, 2015.
[127] 刘玮, 贺敏, 王丽宏, 等. 基于用户行为特征的微博转发预测研究[J]. 计算机学报, 2016, 39(10): 1992-2006.
[128] 马晓峰, 王磊, 陈观淡. 基于混合特征学习的微博转发预测方法[J]. 计算机应用与软件, 2016(33): 252.
[129] 曹玖新, 吴江林, 石伟, 等. 新浪微博网信息传播分析与预测[J]. 计算机学报, 2014(4): 779-790.
[130] 张旸, 路荣, 杨青. 微博客中转发行为的预测研究[J]. 中文信息学报, 2012, 26(4): 109-115.
[131] 吴凯, 季新生, 刘彩霞. 基于行为预测的微博网络信息传播建模[J]. 计算机应用研究, 2013(6): 215-218.
[132] 王昊, 李义萍, 冯卓楠, 等. 流行病模型在微博转发预测中的应用[J]. 中国通信, 2013(3): 21-32.
[133] 李英乐, 于洪涛, 刘力雄. 基于 SVM 的微博转发规模预测方法[J]. 计算机应用研究, 2013(9): 40-43.
[134] Firdaus S N, Ding C, Sadeghian A. Retweet prediction considering user's difference as an author and retweeter[C]// IEEE/ACM International Conference on Advances in Social Networks Analysis & Mining, IEEE, 2016.
[135] 谢婧, 刘功申, 苏波, 等. 社交网络中的用户转发行为预测[J]. 上海交通大学学报, 2013(4): 84-88.
[136] 王靖元, 张鹏, 刘立文, 等. 网络谣言传播效能评价研究[J]. 情报杂志, 2016, 35(1): 105-109.
[137] 程亮, 邱云飞, 孙鲁. 微博谣言检测方法研究[J]. 计算机应用与软件, 2013(2): 232-234, 268.
[138] Yang Y, Zheng L, Zhang J W, et al. TI-CNN: Convolutional neural networks for fake news detection[J]. arXiv: 1806.00749, 2018.
[139] Sicilia R, Lo Giudice S, Pei Y, et al. Twitter rumour detection in the health domain[J]. Expert Systems with Applications, 2018, 110(11): 33-40.
[140] 王辉, 韩江洪, 邓林, 等. 基于移动社交网络的谣言传播动力学研究[J]. 物理学报, 2013, 62(11): 96-107.
[141] Zhang K, Yun X, Liang J, et al. Retweeting behavior prediction using probabilistic matrix factorization[C]//

Computers & Communication, IEEE, 2016.

[142] Wang C, Li Q, Wang L, et al. Incorporating message embedding into co-factor matrix factorization for retweeting prediction[C]// 2017 International Joint Conference on Neural Networks (IJCNN), IEEE, 2017.

[143] 樊荣. 社会化媒体中突发公共事件谣言传播特征及传播行为预测[D]. 大连: 东北财经大学, 2019.

[144] Sun S, Liu H, He J, et al. Detecting event rumors on Sina Weibo automatically[J]. Asia-Pacific Web Conference, 2013(7808): 120-131.

[145] Shin J, Jian L, Driscoll K, et al. The diffusion of misinformation on social media: Temporal pattern, message, and source[J]. Computers in Human Behavior, 2018, 83(6): 278-287.

[146] Fung C H, Fu K W, Chan C H, et al. Social media's initial reaction to information and misinformation on Ebola, August 2014: Facts and rumors[J]. Public Health Reports, 2016, 131(3): 461-473.

[147] Ahneh F D, Scoglio C, van Mieghem P. Generalized epidemic mean-field model for spreading processes over multilayer complex networks[J]. IEEE/ACM Transactions on Networking (TON), 2013, 21(5): 1609-1620.

[148] Shu K, Mahudeswaran D, Wang S, et al. FakeNewsNet: A data repository with news content, social context and dynamic information for studying fake news on social media[J]. arXiv: 1809.01286, 2018.

[149] Zhang L, Zhao J, Xu K. Who creates trends in online social media: The crowd or opinion leaders?[J]. Journal of Computer-Mediated Spread, 2016, 21(1): 1-16.

[150] Vosoughi S, Mohsenvand M, Roy D. Rumor gauge: Predicting the veracity of rumors on Twitter[J]. ACM Transactions on Knowledge Discovery from Data, 2017, 11(4): 1-36.

[151] Kumar S, Shah N. False information on web and social media: A survey[J]. arXiv: 1804.08559, 2018.

[152] Candy J C. Oversampling delta-sigma data converters : Theory, design, and simulation[M]. Hoboken: Wiley-IEEE Press, 1991.

[153] Chawla N V, Bowyer K W, Hall L O, et al. SMOTE: Synthetic minority over-sampling technique[J]. Journal of Artificial Intelligence Research, 2002, 16(1): 321-357.

[154] Zibulski M, Zeevi Y Y. Oversampling in the Gabor scheme[J]. IEEE Transactions on Signal Processing, 1993, 41(8): 2679-2687.

[155] Arfanakis K, Tamhane A A, Pipe J G, et al. K-space undersampling in PROPELLER imaging[J]. Magnetic Resonance in Medicine, 2005, 53(3): 675-683.

[156] Donoho D L, Tanner J. Precise undersampling theorems[J]. Proceedings of the IEEE, 2010, 98(6): 913-924.

[157] Kang P, Cho S. EUS SVMs: Ensemble of under-sampled SVMs for data imbalance problems[C]// International Conference on Neural Information Processing, Springer, Berlin, Heidelberg, 2006.

[158] Girshick R, Donahue J, Darrell T, et al. Rich feature hierarchies for accurate object detection and semantic, segmentation[C]// Proceedings of the IEEE Conference on Computer Vision and Pattern Recognition, 2014.

[159] Kim Y. Convolutional neural networks for sentence classification[J]. arXiv: 1408.5882, 2014.

[160] Zhang Y, Wallace B. A sensitivity analysis of (and practitioners' guide to) convolutional neural networks for sentence classification[J]. arXiv: 1510.03820, 2015.

[161] Vapnik V N, Lerner A Y. Recognition of patterns with help of generalized portraits[J]. Avtomatika i Telemekhanika, 1963, 24(6): 774-780.

[162] Cortes C, Vapnik V N. Support vector networks[J]. Machine Learning, 1995, 20(3): 273-297.

[163] 周志华, 王珏. 机器学习及其应用 2009[M]. 北京: 清华大学出版社, 2009.

[164] 王彬宇, 刘文芬, 胡学先, 等. 基于余弦距离选取初始簇中心的文本聚类研究[J]. 计算机工程与应用, 2018, 54(10): 11-18.

[165] Yang F, Liu Y, Yu X, et al. Automatic detection of rumor on Sina Weibo[C]//Proceedings of ACM, 2012: 1-7.

[166] Ma J, Gao W, Wei Z, et al. Detect rumors using times series of social context information on microblogging websites[C]//Proceedings of the 24th ACM International on Conference on Information and Knowledge Management, ACM, 2015: 1751-1754.

[167] Dayani R, Chabra N, Kardin T, et al. Twitter rumor detection: Retrospective analysis[C]//IEEE International Conference on Advanced Networks and Telecommunications Systems, IEEE, 2016: 1493-1502.
[168] Takahashi T , Igata N. Rumor detection on Twitter[C]// Soft Computing and Intelligent Systems (SCIS) and 13th International Symposium on Advanced Intelligent Systems (ISIS), 2012 Joint 6th International Conference on IEEE, 2012: 1224-1237.
[169] Chang C, Zhang Y H, Claudia S, et al. Finding extreme users and political rumors on Twitter[C]// International Conference on Advanced Data Mining and Applications, 2016: 42-48.
[170] Ma J, Gao W, Mitra P, et al. Detecting rumors from microblogs with recurrent neural networks[C]// Proceedings of the 25th International Joint Conference on Artificial Intelligence, IJCAI, New York, The United States, 2016: 3818-3824.
[171] 任文静, 秦兵, 刘挺. 基于时间序列网络的谣言检测研究[J]. 智能计算机与应用, 2019, 9(3): 300-303.
[172] Zubiaga A, Liakata M, Procter R. Exploiting context for rumour detection in social media[C]// International Conference on Social Informatics, Springer, Cham, 2017: 109-123.
[173] Moin Y, Zahor T, Mahmood T, et al. A framework for rumor detection in social media[J]. International Journal of Advanced Computer Science and Applications, 2018, 9(5): 439-444.
[174] 汤岩. 时间序列的分析与应用[D]. 哈尔滨: 东北农业大学, 2007.
[175] Huo L A, Ding F, Cheng Y Y. Dynamic analysis of a SIbInIu, rumor spreading model in complex social network[J]. Physica A: Statistical Mechanics and its Applications, 2019, 523: 924-932.
[176] 王志宏, 过弋. 微博谣言事件自动检测研究[J]. 中文信息学报, 2019, 33(6): 130-140.
[177] Bezdek J, James C. Pattern recognition with fuzzy objective function algorithms[M]. NewYork: Plenum Press, 1981.
[178] 熊枭. 基于集成分类器的微博谣言检测算法研究[D]. 成都: 电子科技大学, 2018.
[179] 王倩, 于风. 奥尔波特和波斯特曼谣言传播公式的改进及其验证: 基于东北虎致游客伤亡事件的新浪微博谣言分析[J]. 国际新闻界, 2017, 39(11): 47-67.
[180] Allport G W, Postman L J. The psychology of rumor[M]. New York: Holt, Rinehart and Winston, Inc., 1947.
[181] 艾玲. 时间序列短期预测的方法和技术[D]. 上海: 华东师范大学, 2010.
[182] Wang F, Zou Y, Zhang H, et al. House price prediction approach based on deep learning and ARIMA mode[C]// IEEE 7th International Conference on Computer Science and Network Technology(ICCSNT 2019), 2019: 55-60.
[183] 彭健, 阳小华. 一种逻辑模型树算法在网络舆情中的谣言检测[J]. 南华大学学报(自然科学版), 2018, 32(3): 43-48.
[184] Nagurney A, Wakolbinger T. Supernetworks: An introduction to the concept and its applications with a specific focus on knowledge supernetworks[J]. International Journal of Knowledge, Culture and Change Management, 2005, 4: 1-16.
[185] 张连峰, 周红磊, 王丹, 等. 基于超网络理论的微博舆情关键节点挖掘[J]. 情报学报, 2019, 38(12): 1286-1296.
[186] 迟钰雪, 刘怡君. 基于超网络的线上线下舆情演化模型研究[J]. 系统工程理论与实践, 2019, 39(1): 261-274.
[187] 马宁, 刘怡君. 基于超网络中超边排序算法的网络舆论领袖识别[J]. 系统工程, 2013, 31(9): 1-10.
[188] 武澎, 王恒山, 李煜, 等. 突发事件信息传播超网络中重要调控节点的判定研究[J]. 图书情报工作, 2013(1): 114-118, 150.
[189] 田儒雅, 刘怡君, 牛文元. 舆论超网络的领袖引导模型[J]. 中国管理科学, 2014, 22(10): 136-141.
[190] 刘怡君, 马宁, 李倩倩. 非常规突发事件中社会舆论的超网络建模与态势预测[J]. 中国应急管理, 2014(7): 14-21.
[191] 刘继. 基于超网络的舆情信息传播机制分析[J]. 情报探索, 2013(5): 4-7.
[192] 马宁, 刘怡君. 基于超网络的舆情演化多主体建模[J]. 系统管理学报, 2015, 24(6): 4-13, 24.
[193] 肖玉芝, 赵海兴. 基于超图理论的在线社会网络用户行为分析[J]. 计算机应用与软件, 2014(7): 56-60.
[194] 马宁, 刘怡君. 基于超网络的舆论领袖识别应用研究[J]. 中国科学院院刊, 2012(5): 64-72.

[195] 黄远, 沈乾, 刘怡君. 微博舆论场: 突发事件舆情演化分析的新视角[J]. 系统工程理论与实践, 2015, 35(10): 122-130.

[196] 王艳灵, 王恒山. 超网络上突发事件的信息传播模式构建[J]. 灾害学, 2011, 26(4): 106-109.

[197] 王艺. 对微博舆论场的传播学解构——以“温州动车事故”的微博传播为例[J]. 新闻界, 2012(1): 8-11.

[198] 涂光晋, 陈敏. 突发性事件中的微博舆论场分析——以北京“7·21”暴雨事件为例[J]. 当代传播, 2012(6): 8-11.

[199] Javed M A, Younis M S, Latif S, et al. Community detection in networks: A multidisciplinary review[J]. Journal of Network and Computer Applications, 2018, 108(4): 87-111.

[200] Kitsak M, Gallos L K, Havlin S, et al. Identification of influential spreaders in complex networks[J]. Nature Physics, 2010, 6(11): 888-893.

[201] 沈佳楠. 探索“沉默的螺旋”理论在微博舆情中的适用性[J]. 科技传播, 2019, 11(15): 113-114.

后　　记

目前，转型期的中国面临着各类突发公共事件的严峻挑战，与此同时，社交媒体成为突发公共事件谣言传播的重要渠道之一。相较传统的传播载体，社交媒体信息传播的速度和范围不断提升，其在满足人们了解实时资讯需求的同时，也经常会扰乱公众对事件的正确认知，导致大量谣言的滋生与蔓延，从而为维系正常的社会秩序带来严重的负面影响。2019 年年底至今的 COVID-19 疫情就引发了大量相关谣言的传播，而部分不明真相的民众往往会选择相信谣言，甚至是进行二次传播，从而为疫情防控工作的顺利开展带来了巨大阻碍，进而影响了社会的和谐与稳定。

因此，针对重大突发公共卫生事件中社交媒体谣言的传播行为及引导策略进行研究，对于进行科学有效的网络空间治理具有十分重要的现实意义。然而，现有针对谣言传播问题的研究大多侧重于对谣言传播过程进行定性分析，由于缺乏必要的理论基础和实证数据，无法为网络谣言导控提供重要的理论依据及技术支撑。

基于此，本书以 COVID-19 疫情为研究背景，以社交媒体谣言为研究主体，以社会计算作为研究范式，深入分析重大突发公共卫生事件背景下社交媒体谣言传播规律与社会心理行为之间的内在联系和本质特征，并在此基础上给出有效的谣言导控策略。因此，本书的研究结论对于相关部门制定有效的重大突发公共卫生事件谣言治理策略，具有重要的现实意义。

作者

2020 年 6 月 28 日

于大连清馨园